Impressum:

Dr. Lutz-Ingo Fischer

Schwarzenbach 31
9701 Rothenthurn
Österreich

+43 (0) 4767 20404
dr.lufi(at)gmx.at

D1722584

Mit Bravour in den Ruhestand

von Lutz-Ingo Fischer

Hinweis

Diese Publikation wurde nach bestem Wissen recherchiert und erstellt.

Verlag und Autor übernehmen keinerlei Haftung für Folgen, die aus den dargestellten Informationen, Ideen, Konzepten, Empfehlungen und Sachverhalten resultieren. Die Nutzerinnen/ Nutzer sind für die aus diesem Produkt resultierenden Aktionen selber verantwortlich. Die publizierten Informationen sind als Hilfen zu verstehen, um je-weils zu eigenen, individuellen Lösungen zu gelangen. Holen Sie sich im Zweifelsfall immer auch den Rat von geschultem, professionellem Personal ein.

Als Nutzerin/ Nutzer dieses Info-Produktes möchten wir Sie ausdrücklich darauf hinweisen, dass keine Erfolgsgarantie gewährleistet werden kann.

Bitte beachten Sie, dass die Inhalte dieses Buches urheberrechtlich geschützt sind. Reproduktionen, Übersetzungen, Weiterverarbeitung oder ähnliche Handlungen sind ohne die schriftliche Zustimmung des Autors nicht gestattet.

INHALTSVERZEICHNIS:

Vorwort

Älter zu werden ist ein spannender Prozess, der uns lebenslang begleitet. Allerdings wird er - je nach Lebensabschnitt – von uns anders wahrgenommen. Der Eintritt in den Ruhestand stellt dabei für viele eine besondere Zäsur dar. Mit sehr unterschiedlichen Gefühlen. Viele freuen sich darauf, dann endlich von beruflichen Pflichten und Terminen frei zu sein. Doch andere drohen, in ein Loch zu fallen.

Das muss nicht sein. Dann man muss allerdings beizeiten darüber nachdenken, wie man diese neue Epoche angehen will. Einfach hinein zu stolpern, ist dilettantisch. Besser klappt es mit einem Plan. Schnell wird man dabei erkennen, dass sich der Fokus mit fortschreitendem Lebensalter verschiebt – mit Einfluss auf die Planung.

Anfangs will man die neugewonnene Freiheit für Dinge nutzen wollen, die zuvor zu kurz kamen. Später wird man sein Augenmerk mehr darauf richten, körperlich und geistig rege zu bleiben und schließlich wird es vorwiegend darum gehen, Gebrechen und Abhängigkeiten zu vermeiden.

Das Ihnen vorliegende Berater-eBook widmet sich vorwiegend dem ersten Teil dieses neuen Lebensabschnitts. Es soll sensibel machen für den anstehenden spannenden Umbruch. Und es soll Sie davon überzeugen, rechtzeitig mit der Vorbereitung zu Ihrem Ruhestand zu beginnen und Ihnen dabei helfen, diesen schließlich gut vorbereitet angehen zu können.

Dabei werden sehr unterschiedliche Facetten betrachtet. Das muss auch so sein, denn das Thema ist komplex. Es geht um Zielsetzung, Planung, Motivation und Geld, dazu um biologische Vorgänge, medizinische und psychologische Belange und natürlich auch um Hobbys, Sport und Gedächtnistraining.

Dabei darf der Spaß nicht zu kurz kommen. Der hält uns bei Laune und sorgt dafür, dass wir auf Kurs bleiben. Denn wenn wir auf unserem Lebensweg ausschließlich dem Kompass der Vernunft folgen, erscheint uns das bald als langweilig und unattraktiv. Dann werden wir träge, und der innere Schweinehund wird hunderte von Gründen liefern, um uns aus der Spur zu bringen.

Was kann denn nun für den Spaß sorgen? Nun, einerseits sind es andere Menschen. Wenn wir uns als Gruppe auf den Weg machen, ist es einfach unterhaltsamer als wenn man alleine daher kommt. Wir können uns dann gegenseitig motivieren und können so gegenseitig dazu beitragen, bei der Stange zu bleiben.

Andererseits kann man viele Dinge spielerisch angehen. Auf dieser Basis kann beispielsweise Gedächtnistraining nicht nur nützlich, sondern zugleich auch unterhaltsam sein und Freude machen. Vielleicht wollen Sie ja einmal als „Zauberer" Ihre Mitmenschen mit Rechentricks unterhalten. Oder Sie parlieren mit anderen in einer neu erlernten Fremdsprache.

Nehmen Sie die strategische Planung Ihres Ruhestandes. Was kann spannender sein, als rechtzeitig über diesen Lebensabschnitt nachzudenken, sich dafür Ziele zu setzen und zu planen, wie diese realistisch erreicht werden können? Stellen Sie sich attraktive Belohnungen für jedes erreichte Zwischenziel in Aussicht und haben vorab Freude daran.

Das vorliegende eBook hat aber auch das Ansinnen, Ihnen einige interessante Hintergrundinformationen zu geben. So werden Sie beispielsweise erfahren, wie unser Gedächtnis tickt, was biologisch beim Alterungsprozess abläuft und wie wir uns motivieren können. Auch werden Sie einige Einblicke in medizinische Zusammenhänge bekommen und Tipps, um gesund zu bleiben.

Es handelt sich um ein Ratgeber-Buch und dient damit weniger zur Unterhaltung und Erbauung. Vielmehr soll es Sie in die Lage setzen, Vorgänge, die das Älterwerden mit sich bringt, besser zu verstehen, Sie bei Ihrer Zukunftsplanung zu unterstützen und Ihnen konkrete Handlungsvorschläge zu unterbreiten. Es soll Ihnen zum treuen Berater und Wegbegleiter bei diesem spannenden Lebensabschnitt werden.

Und bedenken Sie bitte: „Wir erreichen jeden Lebensabschnitt als Neuling" wie der französische adelige Literat François VI. de La Rochefoucauld feststellte. Ich wünsche Ihnen dabei einen guten Start.

Lutz-Ingo Fischer

Vorbereitungen für die Pensionszeit

Man muss beizeiten beginnen, sich für den Ruhestand zu rüsten

Alle Menschen werden älter – jeden Tag. Zu altern ist also ein Prozess. Viele Jahre merkt man allerdings nichts davon; es tut ja nicht weh. Doch irgendwann kommt – bei jedem von uns - der Zeitpunkt, wo sich erste Beschwerden einstellen.

Erste Beschwerden – die Alarmglocken läuten

Diese können sehr verschieden sein. So lässt vielleicht die Sehkraft nach, wird das Gehör schlechter, steigt der Blutdruckt, klappt es beim Sex nicht mehr wie früher, wird bei Anstrengung die Luft knapp, wird der Bauch dicker und nimmt die Gelenkigkeit ab. Eigentlich sollten doch dann die Alarmglocken zu läuten beginnen. Lassen wir uns aber davon wachrütteln?

Zeit, sich zu fragen

Dabei wäre es jetzt an der Zeit, sich Gedanken zum Älterwerden zu machen. Drängen sich Ihnen hier nicht Fragen auf wie etwa diese: Warum soll ich denn nun schon darüber nachdenken und wenn, dann weiter: Wann möchte ich eigentlich mein Berufsleben beenden, was erwarte ich denn vom Ruhestand, wie stelle ich mir dann mein Leben vor, wird meine Pension/ Rente reichen, was kann ich tun, um fit zu bleiben, wo – und wo nicht (!) – will ich meinen Lebensherbst und -abend ver-bringen und wer kann mich eventuell unterstützen?

Die Antworten darauf werden unterschiedlich ausfallen. Sie geben aber einem jeden wertvolle Hinweise darauf, wo beizeiten seine individuellen Prioritäten zu setzen sind. Sie bilden die Grundlage zur weiteren Lebensplanung für diesen Lebensabschnitt. Auf dieser Basis kann man gleichsam seinen Masterplan für den Ruhestand aufstellen.

Essentials für einen Masterplan

Wer rechtzeitig damit beginnt, hat zweifellos mehr Möglichkeiten diese Lebensphase zu gestalten. So können manche Unbilden, die das das Leben im Ruhestand bereithält, abgemindert oder gar vermieden werden. Klug ist es, sein besonderes Augenmerk dabei auf wichtige Bereiche wie z.B. Gesundheit, Finanzen, Freizeit/ Hobby, Wohnen und Soziales zu richten.

Bleiben Sie gesund

Schauen wir mal etwas genauer hin - beispielsweise auf das Thema Gesundheit. Sie hat höchste Priorität. Deshalb sollten wir alles dafür tun, um gesund zu bleiben. Welche Möglichkeiten haben wir? Nun wir können für eine altersangepasste, gesunde Ernährung sorgen, und wir können gesundheitsschädliche Noxen meiden. Viele nützliche weiterführende Informationen dazu finden Sie in den Medien, der Literatur und im Internet.

Waage und Maßband können wertvolle Unterstützung geben. Bereits ein normales Körpergewicht ist ein wichtiger Beitrag zur Gesundheit. Die Waage gibt Auskunft über das aktuelle Gewicht, moderne liefern zusätzliche Informationen über Köperfett, -wasser, Muskelmasse und Body-Mass-Index (BDI). Unter-, Normal- und Übergewicht können so festgestellt werden und geben damit schon wichtige Hinweise auf Erkrankungsrisiken.

Mit dem Body-Mass-Index (BDI) wird das Körpergewicht mit der Körpergröße in Beziehung gesetzt. Genauer gesagt widerspiegelt er das Verhältnis der Körper-Masse zum Quadrat der Körpergröße. Für Erwachsene gelten Werte zwischen 18,5 – 25 kg/m^2 als normal.

Mit dem Maßband kann der Bauchumfang gemessen werden. Dieser gibt Rückschlüsse auf das Bauchfett. Ist er erhöht – bei Frauen >80 cm und bei Männern >94 cm – steigt das Risiko für Krankheiten wie z.B. Diabetes mellitus Typ 2, koronare Herzerkrankung und Apoplexie (Schlaganfall) und nimmt dann nochmals dramatisch zu, wenn bei Frauen gar Werte von >88 cm und bei Männern >102 cm erreicht und überschritten werden.

Krankenversicherungen haben großes Interesse daran, dass Sie gesund bleiben. Denn Ihre Gesundheit wirkt für diese als wirksamste Kostenbremse. So nimmt es nicht wunder, dass Vorsorgeprogramme vorgehalten werden, um (meist teure) Krankheiten bereits im Vorfeld zu erkennen. Diese rechtzeitig auszumachen, kann für Versicherte und die Versicherungen eine echte Win-Win-Situation darstellen. Sie profitieren also davon, wenn Sie konsequent die Vorsorgeprogramme wahrnehmen.

Fit bleiben bis ins hohe Lebensalter

Wer möchte nicht körperlich fit bleiben bis ins hohe Lebensalter? Diesen Wunsch dürften wohl die meisten teilen. Damit er in Erfüllung geht, reicht es aber nicht, die Hände in den Schoß zu legen und die Sportshow am Fernseher zu verfolgen. Man muss sich schon selbst bewegen - und in Bewegung bleiben.

Beizeiten sportlich aktiv zu werden, ist angesagt. Es wird sich ganz bestimmt auszahlen. Denn in Hinblick auf das Älterwerden profitieren Sie gleich mehrfach. Sie bleiben gelenkig, die Muskelmasse bleibt erhalten/ wird aufgebaut, Fett wird reduziert, die Durchblutung wird verbessert, die Koordination und Motorik werden gefördert, die Haut wird gestrafft, und die Abwehrkräfte erfahren Unterstützung.

Und es kommt noch besser: Sport kann Glücksgefühle auslösen. Wie es genau funktioniert, weiß man zwar immer noch nicht so genau. Sportmediziner vermuten, dass dafür ursächlich Endocannabinoide, Botenstoffe - wie Serotonin, Dopamin, Noradrenalin und Adrenalin - sowie rhythmische Bewegungen verantwortlich sind.

Welche Sportarten sind geeignet? Allgemein wird Ausdauersportarten der größte Nutzen bescheinigt. Laufen, Schwimmen und Nordic Walking sind hier zu nennen. Wer sich für weniger sportlich hält, dem tuen ausgedehnte Spaziergänge, Wandern, Bergwandern, Tanzen und regelmäßige Fahrten mit dem Fahrrad genau so gute Dienste.

Natürlich können Sie auch die multiplen Angebote von Sportvereinen und Fitness-Studios bemühen. Lassen Sie sich aber unbedingt zuvor beraten, was für Sie geeignet ist. Sie wollen ja schließlich keinen Schaden nehmen. Und bedenken Sie bitte auch: Sport und Bewegung machen mehr Spaß, wenn Sie in der Gruppe durchgeführt werden.

Einfach geistig fit bleiben

Vergessen Sie nicht, auch geistig fit zu bleiben. Sorgen Sie dafür, z.B. Ihr Gedächtnis, Ihre Kombinationsgabe, Ihre Aufmerksamkeit,

Ihre Orientierung und Ihre Fähigkeit zur Bewertung fit zu halten. Nutzen dafür geeignete Angebote, die auf breiter Palette angeboten werden und zur Verfügung stehen.

Es gibt auch ganz einfache Möglichkeiten. Hier einige Beispiele: Verbannen Sie den Einkaufzettel und merken Sie sich, war Sie kaufen wollen. Rechnen Sie öfter im Kopf mit. Überschlagen Sie z.B. beim Einkaufen, welche Summe an der Kasse fällig wird. Und warum sich nicht auch auf die Schul- und Ausbildungszeit besinnen, warum nicht alte Kenntnisse wieder auffrischen?

Halten Sie sich spielend geistig fit. Auch hier ist das Angebot riesig. Denken Sie an Knobel-, Brett-, Strategie- und Buchstaben-Lege-Spiele, an Puzzles, Rätsel, Sudoku und, und, und ... Es kommt noch besser: Für manche dieser Spiele brauchen Sie Partner. So kommt auch die Unterhaltung nicht zu kurz!

Strategien gegen finanzielle Schieflagen

Ein weiteres spannendes Thema sind die Finanzen. Halten Sie – am besten während Ihres ganzen Berufslebens – unbedingt Ihre

Renten-oder Pensionsansprüche im Auge. So können Sie sich vor Sie vor oft bösen Überraschungen bewahren. Zeichnen sich Fehlentwicklungen ab, dann haben Sie die Möglichkeit, rechtzeitig Gegenstrategien zu entwickeln.

Und wenn Sie zu den Generationen gehören, deren finanzielle Ansprüche durch – wie ich meine – unverantwortliche Eingriffe des Staates gekürzt wurden und die bereits ein Lebensalter erreicht haben, wo es schwierig bis unmöglich ist, zusätzliche Einkünfte für den Ruhestand zu generieren, dann verzagen Sie nicht: Es gibt auch hier Lösungen. Einzelheiten dazu erfahren Sie in einem anderen Kapitel des vorliegenden Buches.

Halten Sie aber nicht nur die Einnahmen in Ihrem Fokus, denken Sie auch an die Ausgaben. Wer hier darauf achtet, Zahlungen für nicht (mehr) Nötiges zu vermeiden, wird am Ende deutlich mehr Geld zur Verfügung haben. Verschaffen Sie sich erst einmal einen Überblick, passen dann Ihre Ausgaben an und beobachten anschließend, wie diese sich weiterentwickeln.

Es lohnt sich beispielsweise, regelmäßig einen Check Ihrer laufenden Versicherungen vorzunehmen und kritisch zu hinterfragen, ob die Bedingungen noch stimmen. Kündigen Sie die rechtzeitig, welche Sie nicht mehr benötigen und passen andere an Ihre augenblickliche Situation an. Prüfen Sie Ihre Mitgliedschaften in Vereinen. Wenn Sie dort nur noch passives zahlendes Mitglied sind, können Sie auch austreten.

Es heißt, der Mensch sei ein Gewohnheitstier. Vielleicht gibt es auch bei Ihnen einige Gepflogenheiten, die Ihre Ausgaben in die Höhe treiben. Auf manches davon werden Sie nicht verzichten wollen, denn es bedeutet für Sie Lebensqualität. Anderes hat sich aber vielleicht auch nur zur teuren Angewohnheit entwickelt. Die Kosten dafür können Sie getrost einsparen.

Hobbys für die Freizeit vertreiben Langeweile

Dem Thema Freizeit und Hobby sollten Sie eine besondere Beachtung geben. Wenn Sie derzeit noch vor dem Eintritt in den Ruhestand sind, mag das für Sie eine unbedeutende Rolle spielen. Das ändert sich jedoch meistens mit dem Ende der Berufstätigkeit. Zwar fühlen sich für viele die ersten Wochen im Ruhestand oft wie Urlaub an, indes schleicht sich später eine gewisse Leere ein. Das kann sich steigern, und dann droht Gefahr, in ein Loch zu fallen.

Anstelle von langjährigen Routinen rund um Ihre Arbeit ist nun auf einmal viel Zeit zu Ihrer freien Verfügung getreten. Und die muss sinnvoll genutzt werden, sonst kann sich schnell ein Gefühl von Langeweile einstellen. Hier droht dann Gefahr: Denn wer sich in dieser Situation nicht selbst beschäftigen kann, der kann depressiv werden.

Menschen brauchen nun mal Beschäftigung und Aufgaben. Wer sich beizeiten um passende Hobbys kümmerte, ist fein raus. Der wird sich nämlich über mehr zur Verfügung stehende freie Zeit freuen, in der er sich diesen dann widmen kann. Anstelle von – negativ empfundener – Langeweile tritt nun hier ein Gefühl von – positiv wahrgenommener – Dankbarkeit.

Die Frage, welche Hobbys denn infrage kommen, muss jeder einzelne allerdings für sich selbst beantworten. Das Angebot ist riesig. Da dürfte es keinem schwerfallen, die richtige

Auswahl zu treffen. Ein Tipp noch dazu: Gehen Sie es bitte beizeiten an. Treffen Sie eine Vorauswahl und probieren Sie aus, was für Sie auch langfristig bestand haben könnte. Wenn Sie etwas Passendes gefunden haben, genießen Sie dann auch die Vorfreude auf den Lebensabschnitt, wo Sie für „Ihre" Hobbys – endlich - mehr Zeit haben.

Unser Zuhause im Ruhestand

Wenden wir uns einem weiteren wichtigen Aspekt zu, dem Wohnen. Mit dem Eintritt in den Ruhestand beginnt für viele eine neue Zeitepoche. Da macht es Sinn, sich im Rahmen einer allgemeinen Neuorientierung zu fragen, wo und wie man zukünftig verweilen will.

Fragen wie z.B. diese warten auf Antwort: Will man seinen Wohnort beibehalten oder will man diesen lieber wechseln, etwa um näher bei seinen Kindern zu sein? Braucht man eventuell weniger Wohnraum, weil inzwischen vielleicht weniger Familienmitglieder im Haushalt leben? Welche Aufwendungen werden für den Unkostenposten Wohnen fällig? Will man einen Garten haben, oder macht der möglicherweise zu viel Mühe? Ist unsere Bleibe auch altengerecht? Bedenken Sie dabei nicht nur die reinen Räumlichkeiten und deren Lage und Ausstattung (Stockwerk, Lift, Stufen, Türbreite, sanitäre Vorrichtungen etc.), sondern auch das Umfeld und die gegebenen Versorgungs-möglichkeiten.

Wer sich dann entschieden hat, der sollte auch zeitnah – am besten gleich mit dem Eintritt ins Pensionsalter – die nötigen Veränderungen vornehmen. Denn – bedenken Sie bitte: Mit fortschreitendem Lebensalter wird erfahrungsgemäß ein Umzug problematischer und könnte gar scheitern.

Welche Bedeutung haben nahestehende Menschen für uns?

Als letzten Punkt dieses Kapitels möchte ich das soziale Umfeld ansprechen. Das Thema ist bedeutender als es zunächst zu sein scheint. Studien zeigten nämlich, dass eine gute gesellschaftliche Vernetzung wesentlich zur geistigen Fitness beiträgt.

Ein wenig genauer. - Menschen mit einem aktiven Freundeskreis hatten nach Studienlage bessere kognitive Fähigkeiten als Personen, die weniger sozialen Umgang pflegten. Verantwortlich dafür soll sein, dass die Großhirnrinde des Gehirns geselliger Menschen besser entwickelt ist als die von Personen mit geringerer sozialer Einbindung. Neben vielen anderen Funktionen ist die Großhirnrinde auch für die Durchblutung und Vernetzung des Gehirns verantwortlich.

Das bedeutet allerdings nicht, dass ein großer, starker Freundeskreis Menschen alleine davor bewahrt, z.B. an Demenz zu erkranken. Auch andere Faktoren wie gesunde Ernährung, Sport und überhaupt ein gesunder Lebenswandel spielen hier sicherlich eine ähnlich wichtige Rolle. Ein starkes soziales Netzwerk trägt aber zweifellos wesentlich zur geistigen Fitness bei.

Und sind wir schließlich sozial gut vernetzt, dann wird es vielen uns auch leichter fallen, Hilfen zu akzeptieren und anzunehmen, wenn es nötig ist. Denn es wäre doch auch für uns selbstverständlich, Freunde in einer Notsituation zu unterstützen. Auch macht es für viele einen Unterschied aus, ob fremde oder uns wohlbekannte Menschen uns dann zur Seite stehen.

Papa ante portas

Wenn wir in den Ruhestand treten, beginnt damit für uns eine neue Lebensetappe. Das aktive Berufsleben endet, und an seine Stelle tritt ein neuer Lebensabschnitt, der uns noch fremd und daher für viele von uns gewöhnungsbedürftig ist. Nicht wenige Menschen empfinden diesen zunächst sogar als einen – radikalen – Umbruch. Deshalb ist eine Neuorientierung für diese neue Zeitperiode empfehlenswert.

Berufliche Pflichten und Verantwortlichkeiten fallen weg, langjährig eingeübte Routinen werden bedeutungslos, und Terminkalender und Uhr verlieren ihren oft stressigen Einfluss auf unser Leben. Anstelle dessen haben wir auf einmal viel Zeit – Freizeit! Und genau damit müssen wir lernen vernünftig umzugehen.

Reicht die Rente?

Und nicht nur das. Im Allgemeinen haben Ruheständler weniger Geld zur Verfügung; denn die Ruhestandgelder sind längst nicht so üppig bemessen wie es Politiker jahrzehntelang vorgaukelten. Im Gegenteil. In Deutschland liegt das Rentenniveau - perspektivisch bis 2025 – bei 48 Prozent des letzten Bruttogehaltes. Der Höchstversorgungssatz bei den Pensionen erreicht derzeit hingegen 71,75 Prozent. Zwar haben viele noch zusätzliche Einkünfte aus Betriebsrenten und privaten Rentenkassen, doch bleibt es sehr sinnvoll, die Finanzen im Fokus zu halten.

Diese Themen bestimmen Ihre Seniorenzeit

Hinzu kommen weitere wichtige Teilbereiche, auf die wir blicken müssen, wie die Gesundheit, die körperliche und geistige Fitness, die Mobilität, das Wohnen und die soziale Vernetzung. All diese Posten bestimmen maßgeblich, wie es uns im Ruhestand ergehen wird. Hier müssen Schieflagen vermieden werden. Natürlich liegt ein Gelingen nicht allein in unserer Hand, aber wir können viel Wichtiges dazu beitragen.

Navi für den Ruhestand – der Masterplan

Es ist angesagt, beizeiten für optimale Verhältnisse zu sorgen. Doch wie soll das gelingen? Die Themeninhalte sind sehr komplex und stehen zudem in Wechselbeziehungen zueinander. Ich glaube, dass es mit Hilfe eines ausgeklügelten Masterplans leichter möglich wird. Wie dieser strukturiert sein könnte, möchte ich Ihnen nun vorstellen.

Ursprünglich fanden Masterpläne in der Stadtplanung ihre Bedeutung. Mit ihrer Hilfe wurden stadtplanerische Strategien und konkrete Umsetzungsvorschläge entwickelt. Mit einigen Abwandlungen kann man sie aber auch sehr gut als Planungselement für die „Ruhestands-Raumordnung" nutzen.

Welche Strukturelemente kommen denn hierfür infrage? Mein Vorschlag dazu lautet: 1. eine exakte Zielsetzung (mit strategischen, taktischen und operativen Zielen), 2. ein geeigneter Themenkatalog, 3. unterstützende Einzelmaßnahmen, 4. sinnvolle Zeitetappen, 5. gegliederte Umsetzungsphasen und 6. Erfolgskontrollen.

Die Umsetzungsphasen

Der Masterplan ist langfristig anzulegen. Seine 1. Umsetzungsphase sollte bereits beginnen bevor Sie in Rente/ Pension gehen. Sie beinhaltet die *Vorbereitung auf den*

Ruhestand. Am Anfang steht die Ist-Analyse, die die Ausgangsbedingungen beim Start beschreibt. Themen wie Partnerschaft, Gesundheit, körperliche Fitness, geistige Fitness, Finanzen, Hobbys, Mobilität, Wohnen und soziales Netzwerk werden dabei betrachtet. Sollte sich Handlungsbedarf erweisen, sind die nötigen Korrekturen bald vorzunehmen.

Phase 2 betrifft den *Übergang vom aktiven Berufsleben in den Ruhestand*. Sie soll einen geordneten Verlauf sicherstellen. Dabei ist besonderes Augenmerk auf dann fällig werdende Anpassungen zu richten und ist Teilbestand der eingangs erwähnten Neuorientierung auf den neuen Lebensabschnitt.

Die 3. Umsetzungsphase betrifft den *Ruhestandsverlauf* und beginnt beim Eintritt in das Renten-/ Pensionsalter. Betrachtet wird dieser im Fünf-Jahresrhythmus. Wir unterteilen diesen Zeitraum in seine einzelnen Jahre und diese wiederum in ihre Monate. So erhalten wir ein geeignetes Zeitraster für einen Handlungsplan, um unsere jeweiligen Ziele pünktlich zu erreichen.

Der Themenkatalog bleibt für die jeweiligen Fünfjahrespläne ähnlich und beinhaltet Posten wie Partnerschaft, Finanzen, Gesundheit, körperliche und geistige Fitness, Hobbys, Mobilität, Wohnen und unser soziales Netzwerk. Ergänzungen dazu sind jederzeit möglich. Zu Beginn steht immer eine Ist-Analyse, gefolgt von jeweiliger Zielsetzung und - schließlich - einer Verlaufs- und Erfolgskontrolle.

Ziele – Zielehierarchie – Beispiele

Ich will Ihnen das ein wenig genauer an einem Beispiel zeigen. Die strategischen Ziele könnten etwa lauten: „Ich will körperlich und geistig möglichst fit bis ins hohe Lebensalter bleiben". Und: „Ich will bis ins hohe Lebensalter selbst- und nicht fremdbestimmt leben".

Die taktische Zielsetzung gilt für jeweils fünf Jahre. Ihre Umsetzung dient (auch) dazu, das strategische Ziel zu erreichen. Mit operativer Zielsetzung etwa für den Verlauf jeweils eines Jahres erfahren die taktischen Ziele ihrerseits eine wertvolle Unterstützung. Wiederum kann man kann mit Einzelmaßnahmen sicherstellen, dass sich die operativen Ziele pünktlich realisieren.

Ein wenig genauer. Nehmen wir als taktisches Ziel: „Ich will eine Fremdsprache binnen fünf Jahren lernen (und damit zur geistigen Fitness beitragen)". Mittels der Ist-Analyse wird zunächst geprüft, ob bereits Vorkenntnisse und wenn, in welcher Qualität vorliegen.

Dann folgt eine operative Zielsetzung. Hier wird festgelegt, welcher Lerninhalt in den einzelnen Etappen erarbeitet werden soll. Sinnvolle Einzelmaßnahmen flankieren den Erfolgsverlauf. Diese beinhalten beispielsweise die Erarbeitung einzelner Lektionen, den Besuch eines Sprachkurses oder eine Reise in ein Land wo die von uns zu lernende Fremdsprache Landessprache ist. Am Ende der Zeitetappe wird schließlich geprüft, was inzwischen erreicht wurde.

Das war ein war nur ein Beispiel. Es zeigt, wie Sie zielstrebig Ihren Erfolg organisieren können. Ihre Aufgabe ist es nun festzulegen, was *Sie* ganz genau wollen – zu jedem Themenbereich. Nehmen Sie sich ausreichend viel Zeit dazu. Bedenken Sie immer, es geht dabei um Ihre Zukunft.

Und wenn Sie noch unsicher sind, wenn Sie nicht so genau wissen, wie Sie es angehen können, dann verzagen Sie nicht. Setzen Sie für sich Überschriften und fragen Sie sich. Es wird Ihnen helfen. Und – und das ist ganz wichtig – es bringt Sie auf den Weg, und Sie machen dort Ihre ersten Schritte!

Erste Strukturierung mit Überschriften und Fragen

Ein Beispiel soll das verdeutlichen. Die Überschrift könnte lauten: *Meine Ziele für den Ruhestand* und die Frage: *Was will ich erreichen – sicherstellen?* Schreiben Sie darunter, was Ihnen dazu wichtig erscheint. Unterstreichen Sie anschließend, was für Sie eine besondere Bedeutung hat. Damit können Sie Ihre Prioritäten erkennen. Wenn Sie fertig sind, formulieren Sie Rubriken und ordnen Sie Ihre einzelnen Punkte diesen zu. So bekommen Sie eine erste Gliederung.

Machen Sie sich darüber Gedanken, wie und wann Ihre Wünsche wahrwerden können. Benutzen Sie dazu das Zeitraster und fragen Sie sich: *Was will ich am Ende der jeweiligen Zeit-*

Periode erreicht haben? Beantworten Sie diese Frage schriftlich. Dann fragen Sie sich weiter: *Welche einzelnen Schritte sind dazu nötig?* Anschließend schreiben Sie nieder, was Ihnen dazu wichtig erscheint. Antworten auf die Frage: *Welche Maßnahmen sind hier hilfreich?* machen dann schließlich die Sache rund.

Strukturmittel Tabelle

Ein Plan wird besonders übersichtlich und kann gut bearbeitet werden, wenn man dazu eine mehrschichtige Tabelle benutzt – beispielsweise eine Microsoft Excel. Aber auch mit einfachen Tabellen kommt man gut zurecht. Die oberste Schicht kann darstellen, was im Monatsraster zu erledigen ist, darunter folgt die Tabellen mit der fünf Jahresplanung, und ganz unten befindet sich die Tabelle für unsere strategischen Ziele.

Tabellen 1-3: Monatsraster (operative Ziele)1

Monat	Partner	Finanzen	Gesundheit
Januar			
Febr.			
März			
↓	↓	↓	↓

Monat	körperl. Fitness	geistige Fitness	Mobilität
Januar			
Febr.			
März			
↓	↓	↓	↓

Monat	Hobby	Wohnen	soziales Netzwerk.
Januar			
Febr.			
März			
↓	↓	↓	↓

Tabellen 4-6. Fünf-Jahresplan (taktische Ziele) 2

Jahr	Partner	Finanzen	Gesundheit.
1			
2			
3			
4			
5			

Jahr	körperl. Fitness	geistige Fitness	Mobilität
1			
2			
3			
4			
5			

Jahr	Hobby	Wohnen	soziales Netzwerk
1			
2			
3			
4			
5			

Tabellen 7-9: Visionen (strategische Ziele)

Jahr	Partner	Finanzen	Gesundheit
5			
10			
15			
20			
25			

Jahr	körperl. Fitness	geistige Fitness	Mobilität
5			
10			
15			
20			
25			

Jahr	Hobby	Wohnen	soziales Netzwerk.
5			
10			
15			
20			
25			

Nachfolgend zeige ich Ihnen nun eine Matrix für *Ihren* Masterplan. Sie finden dort eine Gliederung mit Überschriften, unter die Sie Ihre Daten setzen könnten und Fragen, deren Beantwortung viel zur Klärung Ihrer

Belange und Ihrer Zielsetzung beiträgt. Auch finden Sie dort Vorschläge für eine Zeitabfolge. Das Ergebnis ist dann schließlich eine fertige Prozessplanung, mit der sich für jeden der Ruhestand perfekt organisieren lässt.

Gliederungsliste für den Masterplan

Beispiel für einen Masterplan als Prozessplanung mit Zielsetzungen und Umsetzungsmaßnahmen 1

Tabelle 10

Meine Ziele für den Ruhestand.
Was will ich erreichen – sicherstellen?
Was will ich am Ende der jeweiligen Zeit-Periode erreicht haben?
Welche einzelnen Schritte sind dazu nötig?
Welche Maßnahmen sind hier hilfreich?
Phase 1: Vorbereitung auf den Ruhestand – die Themen
Phase 2: Übergang in den Ruhestand –

die Themen

Phase 3: der Ruhestandverlauf im Fünf-Jahresrhythmus – die Themen

1. Vorbereitung auf den Ruhestand

Ausgangssituation, Themen und Zieldefinition, welche Optionen gibt es?

-Ist-Analyse

Startbedingungen

Welche Ergebnisse überraschen?

Welche Handlungsfelder kann ich identifizieren?

Welche Optionen ergeben sich daraus? Wie bewerte ich diese mit einer Punktvergabe von 0 bis 100?

- Partnerschaft

Gleiche Interessen?

Gleichzeitiger Beginn des Ruhestandes?

Verschobener Beginn? Was nun?

Welche gemeinsamen Interessen sollen eine Rolle spielen?
Welche Rolle spielt Sex?
- Gesundheit
Erkrankungen? Handlungsbedarf?
Sinnesorgane - Überprüfung
Sinnvolle Kontrollen vornehmen
Risiken? Können diese ausgeschaltet oder minimiert werden?
Verhaltensänderungen nötig?
Vorsorgen wahrnehmen
- Körperliche Fitness
Zu prüfen:
Gelenkigkeit
Feinmotorik
Belastbarkeit
Kraft

Einzuleiten:
Muskelerhalt/ -Aufbau
Wer kann unterstützen?
Gleichgewichts- und Koordinationstraining
- Geistige Fitness
Zu überprüfen:
Rechnen
Lernen
Aufmerksamkeit
Merken und Gedächtnis
Komb Merken und Gedächtnis ination
Reaktion
- Finanzen
Klären, ob zukünftig ein ausreichendes Einkommen zur Verfügung steht.
Bei Handlungsbedarf nötige Maßnahmen

ergreifen. Optionen?

Kosten und Ausgaben überprüfen

Versicherungs-Check

Vereine?

Teure Hobbys?

- Mobilität

Fortbewegungsmittel überprüfen

Kann anstelle mit ... auch mit dem Fahrrad gefahren werden?

- Hobbys

Welche Hobbys habe ich?

Was könnte mir noch Spaß machen?

Sind die Hobbys altengerecht?

Führen sie zu zwischenmenschlichen Kontakten?

Haben sie einen Unterhaltungswert?

In wieweit füllen sie mich aus?

Sind sie kostspielig?
Welche eventuellen Gesundheitsrisiken bestehen?
- Wohnen
Wo wollen/ will wir/ ich den Ruhestand verbringen?
Wieviel Wohnraum brauche(n) wir/ ich?
Altengerecht?
Lage?
Pflegeaufwändig?
Auch noch langfristig leistbar?
- Soziales Netzwerk
Familie
Freunde
Nachbarn
Bekannte
Kollegen

Vereinsmitglieder
Sportkammeraden
Musikgruppe
Literaturkreis
Chor
evtl. VHS

Tabelle 11

2. Eintritt in den Ruhestand
Was wurde bislang von 1. erreicht? Wo hakt es? Themen
– Was steht nun an?
Guter Start
Finden eines geeigneten neuen Tagesrhythmus
Umgang mit alten und neuen Aufgaben
Maßnahmenkatalog, um gesund zu bleiben
Was tun, um körperlich und geistig fit zu bleiben?
Wie Erfüllung finden?
Was tun, um Spaß zu haben?
Was tun, um gesellig(er) zu werden/ bleiben?

- Schwerpunkte

Klärung des Rollenverständnisses

Hobbys und ihre zukünftig größere Bedeutung

Maßnahmenkatalog Fitness

Umfeld optimal gestalten

- Analyse der Ist-Situation

Die Ausgangsbasis

- Partnerschaft

Anpassung des Tagesablaufes

Aufgabenverteilung bei unterschiedlichem Eintritt in den Ruhestand

- Wohnen

Bleiben wir in den Räumlichkeiten?

Verkleinern wir uns?

Ziehen wir um?

Was sollte geändert werden?
- Ausmisten – Müll von Schätzen trennen
Was brauchen wir wirklich (noch)?
Was stopft die Schränke voll?
Welche Schriftsachen brauchen wir noch?
Danach: neu und übersichtlich ordnen
- Gesundheit
Vorsorgen terminieren, um diese wahrnehmen zu können
Kontrollen: Plan für was soll wann auf den Prüfstand?
Gewicht: Ausgangsgewicht und Gewichtsziele (bis wann?)
Bauchumfang
RR
- Körperliche Fitness

Regelmäßige Bewegung sicherstellen
Tägliche Gymnastik sicherstellen
Vermehrt Fortbewegungsmittel Fahrrad anstreben
Balancieren: sinnvolle Übungen finden
Feinmotorik: sinnvolle Übungen
Sinnesorgane im Auge halten. Zeitplan für Überprüfung
- Geistige Fitness
Kopfrechnen - Maßnahmenpaket schnüren
Merkübungen – dto.
Sprache erlernen – Womit beginnen?
Rätseln und knobeln – in den Tages-/ Wochenplan integrieren
Denk- und Brettspiele mit dem Partner abstimmen
Gedächtnistraining – in den Tagesplan integrieren

- Mobilität
Gut zu Fuß bleiben
Sicher auf dem Rad
Ausdauer - Regelmäßigkeit sichern
- Finanzen
Reicht das Einkommen?
Eventuell mögliche Gegenstrategien
Ausgaben im Fokus – *Ausgabenübersicht und -plan*
Einsparungen?
Versicherungs-Check
- Soziales Netzwerk
Freundes- und Bekanntenkreis *pflegen*
Hobbys mit Partner/ Freunden teilen
Aktives Vereinswesen
Aktive Mitgliedschaft in ...

Neue Kontakte?
- Rhythmik
Neuen Lebensrhythmus finden – evtl. planen
- Hobbys
Deren Stellenwert beim Start
Deren Pflege sichern
Hobbys mit anderen teilen
- Neue Aufgaben
Kritische Skepsis vor Übernahme von Aufgaben „aktivieren" – cave Vereinnahmung

Tabelle 12

3. Die ersten fünf Jahre
Themen
- Schwerpunkte
Hobbys bekommen eine größere Bedeutung - Zeitplanung
Fitness – Aufstellung eines Plans mit Einzeletappen
Umfeld – planen und einrichten
- Partnerschaft
Aufteilung der Aufgaben und Sicherstellung der Erledigung
Tagesablauf harmonisieren
Ausflüge und Reisen planen
Teilhabe an kulturellen Ereignissen
Wo ist gemeinsames Handeln anzustreben?

Testament – Patientenverfügung – Versorgungsvollmacht
Zugriff auf wichtige Unterlagen sichern
Finanzielle Regelungen – Bankvollmachten
Gesellschaftsspiele integrieren
- Gesundheit
Kontrolle der Funktion der Sinnesorgane sicherstellen
Planung sinnvoller Vorsorgen
Medikamentenplan schriftlich fixieren, (um Auskunft geben zu können)
Überprüfung – und ggf. nötige Gegenstrategien – bei RR, Gewicht, BU
- körperliche Fitness
Regelmäßige Bewegung in den Tagesablauf integrieren

Tägliche Gymnastik sicherstellen
Gleichgewichtsübungen integrieren
Üben der Feinmotorik
Koordinationsübungen
Ein Tänzchen wagen
- Geistige Fitness
Es sollte auch ohne Einkaufszettel gehen
Kopfrechnen üben
Mathematikübungen mit Spaßcharakter
Eine Fremdsprache auffrischen/ erlernen
Tägliches Gedächtnistraining
Spielerisch fitbleiben
Rätseln und knobeln
- Finanzen

Ausgabenkontrolle im Fokus

Einkünfte sichern

Transparente Finanzübersicht

Verbindlichkeiten fixieren

Immer den Partner miteinbinden

- Mobilität

Welche(s) Fahrzeug(e)?

Welche Größe?

Sicherstellen, dass man es auch bedienen kann

Alternativen andenken und ausprobieren

Tut es evtl. auch ein Fahrrad?

- Hobbys

Welche Hobbys will ich in den nächsten fünf Jahren verfolgen?

Was bringt es? Was erhoffe ich mir davon?

Geht es auch gemeinschaftlich?

Die Pflege der Hobbys sicherstellen

Was könnte ich mir noch vorstellen?

Kann ich mir das auch leisten?

- Soziales Netzwerk

Freunde treffen

Alten Freundeskreis evtl. reaktivieren

In Vereinen aktiv sein

Gemeinsam musizieren, singen, schauspielern, tanzen

Neue Kontakte?

- Wahrnehmung neuer Aufgaben

Enkelbetreuung – cave: Vereinnahmung

Vereinsposten übernehmen

Sonstige Hilfen und Unterstützungen

- Trennung von Überflüssigem

Bereiche:
Akten und Unterlagen
Bücherschrank
Kleiderschrank
Küche
Geräte
Garage
Garten
Dachspeicher
- Zielverfolgung Ziele müssen eindeutig, messbar, realistisch, erreichbar und terminiert sein
Zielsetzung und Festlegung der Etappen
Kontrolle
Anpassung
- jeweils Jahresendkontrolle und Anpassungen

Jahre sechs bis zehn 4

Tabelle 13

4. Die Jahre sechs bis zehn
Themen
- Ist-Analyse
Korrekturen nötig?
- Neue Schwerpunkte
Wie ändern sich die Prioritäten? Bitte schriftlich fixieren!
- Partnerschaft
Gemeinsame Analyse der vergangenen fünf Jahre und Konsequenzen
- Neue Zielsetzung und Umsetzungsplan
Was ist voraussichtlich in den kommenden fünf Jahren vordringlich?
- Gesundheit

Hohe Priorität
- Körperliche Fitness
Hohe Priorität
- Geistige Fitness
Hohe Priorität
- Finanzen
Ist-Analyse – Handlungsbedarf?
- Mobilität
Umorientierung nötig?
- Hobbys
Noch attraktiv?
Noch möglich?
- Soziales Netzwerk
Hohe Priorität
- jeweils Jahresendkontrolle und Anpassungen

Tabelle 14

5. Die Jahre 11 bis 15
Themen
- Ist-Analyse
Korrekturen nötig?
- Neue Schwerpunkte
Wie ändern sich die Prioritäten?
- Partnerschaft
Gemeinsame Analyse der vergangenen fünf Jahre und Konsequenzen
- Neue Zielsetzung und Umsetzungsplan
Was ist voraussichtlich in den folgenden fünf Jahren vordringlich?
- Gesundheit
Sehr hohe Priorität

- Körperliche Fitness
Sehr hohe Priorität
- Geistige Fitness
Sehr hohe Priorität
- Finanzen
Ist-Analyse – Handlungsbedarf?
- Mobilität
Auto zu fahren noch zu verantworten?
Alternativen
- Hobbys
Noch attraktiv?
Noch möglich?
- Soziales Netzwerk
Sehr hohe Priorität
- jeweils Jahresendkontrolle und Anpassungen

Tabelle 15

6. Die Jahre 16 bis 20
Themen
- Ist-Analyse
Gemeinsame Analyse der vergangenen fünf Jahre
Korrekturen nötig?
- Neue Schwerpunkte
Wie ändern sich die Prioritäten?
- Partnerschaft
Gemeinsame Analyse der vergangenen fünf Jahre und Konsequenzen
- Neue Zielsetzung und Umsetzungsplan
Konzentration auf das Vordringliche
- Gesundheit

Höchste Priorität
- Körperliche Fitness
Höchste Priorität
Umgang mit evtl. Behinderungen
- Geistige Fitness
Höchste Priorität
- Finanzen
Ist-Analyse – Handlungsbedarf?
- Mobilität
Was ist – verantwortlich – noch möglich?
- Hobbys
Noch möglich?
Noch attraktiv?
- Soziales Netzwerk
Höchste Priorität
- jeweils Jahresendkontrolle und

7. Folgejahre wie unter 6.

So oder ähnlich also könnte – vielleicht auch Ihre - Planung für den Ruhestand strukturiert werden. Seine eigenen Schwerpunkte hierfür wird allerdings jeder individuell finden und festlegen müssen. Ich wollte Ihnen mit diesen Beispielen zeigen, *wie* Sie es angehen können. Es ist wirklich spannend! Nehmen Sie sich die Zeit dafür. Schließlich geht es doch um Ihre Zukunft!

Von null auf einhundertzwanzig – in einem Lebensalter

Was passiert, wenn wir älter werden?

Jeder Mensch altert - und das seit seiner Geburt. Auch wenn man es in den ersten drei Lebensjahrzehnen i.d.R. nicht wahrnimmt, ist Altwerden ein Prozess. Dieser endet mit dem Tod – bei dem einen früher, bei dem anderen später. Was passiert da eigentlich, und - können wir Einfluss nehmen? Das wurde vielfach untersucht.

Was versteht man unter altern? Begriffe – Versuche von Definitionen

Halten wir zunächst fest: man unterscheidet das *chronologische Alter*, die Lebensjahre, – und das *biologische Alter*, die Vitalität. Beiden können unterschiedliche Zahlen zugeordnet werden. Ein Vierzigjähriger kann biologisch wie ein Fünfzigjähriger sein – und umgekehrt.

Auch kann man das *primäre* oder *physiologische Alter* von dem *sekundären Alter* gegeneinander abgrenzen. Ersteres wird durch zelluläre Alterungsprozesse gekennzeichnet und beschreibt die längst-mögliche Lebensspanne. Das sekundäre Alter wir durch die äußere

Einwirkungen geprägt wie Krankheiten, Lebensstil und –umstände.

Und dann spricht man noch von der *Seneszenz* und meint damit den degenerativen Aspekt des Alterns. Die Zellteilungsaktivität lässt nach und kommt schließlich zum Erliegen. Was Seneszenz jedoch nicht beschreibt, ist der Alterungsvorgang an sich.

Schließlich kennen wir noch das *psychologische Altern*. Hier beobachten wir Veränderungen kognitiver Funktionen mit ihrem Einfluss auf die Informationsverarbeitung wie die Aufmerksamkeit, die Erinnerung, die Orientierung, die Wahrnehmung und der Emotionen.

Bleibt noch der *soziale Aspekt des Alterns*. Dieser geht beispielsweise von einer Änderung der sozialen Position aus, so wenn jemand in den Ruhestand geht, und beschreibt die damit verknüpften Begleitumstände. Manche fallen z.B. nach Beendigung die Berufstätigkeit in ein tiefes Loch, werden inaktiv und depressiv.

All diesen Unterscheidungen ist gemein, dass es sich dabei genau genommen um *Aspekte des Alterns* handelt. Denn eine genaue Definition, was das nun eigentlich ist, gibt es nicht. Altern ist ein Phänomen. Es ist nicht verwunderlich, dass sich unterschiedliche Forschungsansätze dem widmen.

Wo setzt die Altersforschung an?

Zwei Hauptrichtungen möchte ich hier anführen: Die eine möchte den Menschen *verjüngen*, die andere forscht, wie der *Alterungsprozess verlangsamt* und letztlich die Lebenszeit verlängert werden kann. Erstere sucht also nach Reparaturmöglichkeiten für alterungsbedingte Schäden, letztere untersucht die Ursachen des Alterns und entwickelt Gegenstrategien.

Konkret:

Altern geht einher mit eine langsamen Verschlechterung diverser Körperfunktionen. Grund dafür ist die Abnützung. Betroffen sind alle Organsysteme (Sinnesorgane, Herz- und Kreislaufsystem, Atmungsorgane, Leber, Verdauungssystem, Urogenital-System, Blut-

und Immunsystem, Hormonhausgalt, Bewegungsapparat, Nervensystem und Haut).

In erster Linie bemerkbar macht es sich beim
Hör- und Sehvermögen, der Herzleistung, der
Atemkapazität, der Körperhaltung und Mobilität,
bei Haut und Haar, der Sexualität und den
Gehirnfunktionen wie Gleichgewichtssinn und
Erinnerungsvermögen. Sichtbare Zeichen sind
faltige Haut, graue Haare und – eventuell –
Körperhaltung und Gehhilfen.

Etwas genauer: Warum werden die Haare grau?

Melanozyten, das sind Pigment (Farbstoff)
enthaltende Zellen in der belichteten Haut,
bilden *Melanin*. Es wirkt lichtabsorbierend und
stellt damit einen wichtigen Schutz vor der UV-
Strahlung (UVB) der Sonne dar. Die Haarfarbe
wird durch Melanin-Pigmente geprägt. Beim
Alterungsprozess werden die Haare grau, wenn
Melanozyten-Stammzellen untergehen. Wann
das passiert, ist großenteils erblich bestimmt.

Warum bekommen wir Falten, wenn wir alt werden?

Der Eiweißstoff Kollagen ist ein wesentlicher organischer Bestandteil des Bindegewebes und dafür verantwortlich, dass unsere Haut elastisch ist. Bei Alterungsprozessen kommt es zu Funktionsstörungen mit der Folge, dass sich Falten bilden. Auch hierfür ist die UV-Strahlung (UVB) der Sonne eine der Hauptursachen.

Warum lässt die Kraft nach?

Wir kennen von Leistungssportlern, dass sich ihre Höchstform ab etwa 30 Jahren reduziert. Für die normalen alltäglichen Belastungen reicht die Fitness jedoch allemal. Der Leistungsabfall liegt daran, dass die Muskulatur abnimmt und gleichzeitig mehr Binde- und Fettgewebe ein-gelagert wird. Auch verringert sich Anpas-sungsfähigkeit der Muskulatur.

Ursache ist ein sich ändernder Stoffwechsel der Muskelzellen. Er wirkt weniger effektiv. Gegenmaßnahmen sind drin. Mit regelmäßiger Beanspruchung und geeignetem Training kann zwar die Höchstform nicht gehalten werden, jedoch eine gute Leistungsfähigkeit bis ins hohe Alter erreicht werden.

Was ist mit Knochen, Sehnen, Knorpeln und Gelenken?

Mit zunehmendem Lebensalter steigt die Gefahr, sich einen Knochenbruch zuzuziehen. Grund dafür ist, dass die Festigkeit der Knochen geringer wird, weil die Knochendichte abnimmt. Knochen sind dann weniger belastbar und werden bruchanfällig. Nicht selten entwickeln sich auch noch gleichzeitig Gelenkveränderungen durch Abnützung.

Auch unser Knorpelgewebe, die Bänder und Sehnen kommen in die Jahre. Ihre Elastizität nimmt ab, und Abnützungen beeinträchtigen zudem zunehmend die Funktion. Das Risiko dazu steigt, wenn diese nur wenig hergenommen werden. Eine wirksame Gegenstrategie heißt auch hier: Regelmäßige Beanspruchung.

Warum klopft das Herz bei Belastung schneller und bekommen wir leichter Atemnot?

Beim Herzen nimmt mit steigendem Lebensalter ebenfalls die Muskelmasse ab. Zeitgleich wird vermehrt Binde- und Fettgewebe eingelagert. Das führt zu einer verminderten

Leistungsfähigkeit mit Auswirkung auf den Kreislauf und damit auf die Sauerstoff-versorgung der Gewebe.

Ab etwa dem 30. Lebensjahr entwickelt sich bei der Lunge mit Auswirkung auf ihre Funktion schleichend Folgendes: Sie agiert insgesamt weniger elastisch. Durch Abnahme der Zahl der Alveolen und damit der Lungenkapillaren steht weniger Fläche für den Gasaustausch zur Verfügung. Zudem stellt sich, insbesondere bei geringer Mobilität, ein Elastizitätsverlust mit der Gefahr zum Kollaps der Atemwege ein.

Was geschieht mit den Sinnesorganen?

Mit zunehmendem Lebensalter erfahren auch unsere Augen Veränderungen. Die Linsen verlieren an Elastizität, verdicken und werden trüb. Es entwickeln sich die sogenannte Altersweitsichtigkeit (Presbyopie) und der graue Star (Kararakt). Eine Brille wird nötig, und es steht - auf längere Sicht - gar eine Operation an.

Nicht selten treten im Alter Hörstörungen bis hin zu sogenannten Altersschwerhörig-keit (Presbyakusis) auf. Diese werden einer-seits durch Alterungsvorgänge, andererseits auch durch Verletzungen des Trommelfells, Erkrankungen und durch chronische Lärmbelastung verursacht. Die Altersschwerhörigkeit betrifft insbesondere die hohen Frequenzen.

Wenn das Gehirn alt wird

Wenn unser Gehirn altert, nimmt seine Masse ab. Das betrifft überwiegend die weiße Hirnsubstanz, die als fetthaltige Myelinschicht die Ausläufer der Nervenzellen umhüllt. Eine Verschlechterung des Gedächtnisses (der Kurzzeitspeicher schwächelt), der Aufmerksamkeit und der Konzentrationsfähigkeit resultiert. Eine mögliche Gegenstrategie besteht im Brain-Jogging.

Und nun grundsätzlich: Was passiert eigentlich biologisch beim Altern?

Der menschliche Körper besteht aus einer Unzahl von Zellen (ca. 30 bis 100 Billionen je nach Körpergröße und Gewicht). Diese können Schaden nehmen, aber sie können auch wieder repariert und/ oder erneuert werden. Letzteres geschieht durch Zellteilung. Diese Fähigkeit der Zelle endet jedoch nach ca. 40 - 50 Teilungsprozessen. Verantwortlich ist dafür wohl, dass die Enden der Chromosomen, die Telomere, sich mit jeder Teilung verkürzen – so weit, bis keine weitere mehr möglich ist.

Eine Zelle, die sich nicht mehr teilen kann, nennt man alte oder seneszente Zelle. Reparaturen sind bei dieser nur noch im bescheidenen Rahmen möglich, und schließlich stirbt sie. Wenn das bei den Zellen eines Organes massenhaft auftritt, kommt es zu einem Organversagen. Dieser Prozess läuft bei allen Menschen ähnlich ab. –

Die Organe altern unterschiedlich. Das liegt daran, dass äußere Einflüsse auf die deren Alterung einwirken. Ernährungsfehler, schädliche Stoffe wie z.B. Nikotin und Alkohol, toxisch wirkende Stoffe, UV-Strahlung (UVB-) und Stress bereiten einer vorzeitigen Alterung des Weg. Studien an Zwillingen lieferten dazu die Ergebnisse.

Welche Rolle haben genetische Veranlagungen?

Aber auch genetische Veranlagungen spielen eine Rolle und machen zwischen 20 – 30 Prozent aus. (Für die übrigen 70 – 80 Prozent sind Lebensstil, Ernährung und Umwelteinflüsse maßgeblich). Das zeigten Forschungen an Zwillingen. Auch ist bekannt, dass es – genetisch bedingt – Familien gibt, deren Mitglieder sehr alt werden.

Wir kennen Erbkrankheiten, die das Altern beeinflussen. So z.B. die *Progerie* (Hutchinson-Gilford-Syndrom). Sie kommt sehr selten vor und ist auf eine Genmutation zurückzuführen. Kinder mit dieser Erkrankung werden ca. 14 Jahre alt und sterben nicht selten an den Folgen eines Schlaganfalls oder Herzinfarkts, also Krankheiten, die eher im fortgeschrittenen Lebensalter auftreten.

Nehmen Viren Einfluss?

Zu allem Überfluss gibt es auch noch Viren, die Alterungsprozesse beeinflussen. So wird Cytomegalie-Viren zugeschrieben, langfristig das Immunsystem schneller altern zu lassen. Auch sind HIV-Positive (Humanes Immundefizienz-Virus) oft biologisch deutlich älter als – chronologisch - Gleichalte.

Von nun an geht's bergab ...

Mit steigendem Lebensalter bilden sich manche Drüsen zurück. Dieser Vorgang wird Involution genannt. Er betrifft z.B. die Keimdrüsen und die Thymus-Drüse. Bei letzterer beginnt die Rückbildung bereits mit Einsetzen der Pubertät. Diese Regressionen werden u.a. dafür verantwortlich gemacht, dass rund um den 50. Geburtstag der Alterungsprozess spürbar wird.

Das biologische Alter bestimmt maßgeblich unsere Lebensqualität. Wer möchte sich denn nicht mit 100 Jahren auf dem Tacho wie ein Siebzigjähriger fühlen? Seine Orientierungsgrößen sind die Muskelmasse und damit unsere Kraft, die Sauerstoffaufnahmefähigkeit und damit unsere Ausdauer, der Körperfettanteil und die Knochendichte. - Und daran kann man arbeiten!

Was tun? Fünf Vorschläge, um körperlich und geistig fit zu bleiben.

Die Ansätze sind mehrfältig. Wir müssen 1. auf eine gesunde, nicht übermäßige Ernährung mit positiver Energiebilanz achten. Dann sollte wir 2. für ausreichende Bewegung/ Ausdauersport – auch an frischer Luft –sorgen. Auch müssen wir 3. geistig aktiv bleiben mit Lesen, Lernen, Denksport und Kopfrechnen. 4. sollten wir Stress vermeiden und 5. regelmäßig an Vorsorgeuntersuchungen und nötigen Schutzimpfungen teilnehmen. Selbstverständlich müssen schädigende Noxen und Umwelteinflüsse auf ein Minimum reduziert werden.

Ein Elixier für Anti-Aging

Ganz wichtig für die geistige Agilität ist die Pflege positiver sozialer Kontakte. Ein intakter Freundeskreis wirkt wie ein Elixier für Anti-Aging! Er ist Balsam für Ihre kognitiven Fähigkeiten. Es wird vermutet, dass der Kortex des Gehirns, die Großhirnrinde, von geselligen Menschen besser entwickelt ist. Und die steuert u.a. die Durchblutung und Vernetzung des Gehirns.

Wenn man also - biologisch jung - alt werden kann, dann müsste es doch Spaß machen, das Potential der Lebenserwartung voll auszuschöpfen. Unter optimalen Bedingungen werden dann - später einmal - bis zu 120 Jahre drin sein.

Wenn man mit der Rente kaum um die Runden kommt...

Das liebe Geld

In diesem Beitrag möchte ich Wege zeigen, wie Sie ihr Budget aufbessern können. Denn geistig und körperlich fit seinen Lebensabend zu verbringen, ist ein anspruchsvolles Ziel, bei dem allerdings auch die übrige Lebensqualität nicht zu kurz kommen sollte. Meine Tipps für Sie lassen sich leicht umsetzen und führen zum Erfolg, garantiert! Lassen Sie sich jetzt überraschen und lesen Sie weiter!

Die Ausgangslage

Zwar heißt es, Geld allein mache nicht glücklich. Doch wer monatlich nur ein karges Einkommen zur Verfügung hat, der hat nun mal in der Regel eine geringere Lebensqualität als Betuchtere: Weil sie/ er sich nämlich einiges schlicht nicht (mehr) leisten kann. Leider trifft es immer mehr Ruheständler – und damit viele von uns älter werdenden.

Die Renteneinkünfte sinken – Armut droht

Die Ursache dafür ist schnell ausgemacht: Das monatliche Ruhestandsgeld ist oft nicht üppig und lässt für immer mehr Menschen kaum noch große Sprünge zu. Ein Phänomen, das EU-weit verbreitet ist. Mit steigender Tendenz! Inzwischen gelten bis zu einem Viertel der Bevölkerung einzelner EU-Länder als armutsgefährdet.

Weil die gesetzlichen Ruhestandsgelder in vielen Ländern der EU für die Alterssicherung nicht mehr ausreichen, soll private Vorsorge die Lücke schließen. Doch das Dilemma: Viele Betroffene verfügen kaum über die finanzielle Möglichkeit, in eine zusätzliche Altersversorgung einzuzahlen.

Andere wähnten Ihre künftige Rente sicher und ausreichend. Für nicht wenige erweist sich genau das nun als so trügerisch wie eine Fata Morgana. - Diese Menschen wurden inzwischen jedoch einfach schon zu alt, um noch ein ausreichendes Zusatzeinkommen aufzubauen zu können.

Altersarmut – ein Zeugnis für verfehlte Sozialpolitik

Altersarmut ist also ein Thema – eines, das vielen Regierungen immer mehr zusetzt. Ein

Zeugnis für verfehlte Sozialpolitik! Wer weniger als 60 Prozent des mittleren Einkommens der Bevölkerung zur Verfügung hat, gilt als armutsgefährdet. In Deutschland liegt die Armutsgefährdungsschwelle aktuell bei 996 Euro, in Österreich bei 1185 Euro.

Frauen sind besonders oft betroffen

Laut der Deutschen Rentenversicherung haben rund 74 Prozent der Frauen und 36 Prozent der Männer nur eine monatliche gesetzliche Rente von weniger als 900 Euro zur Verfügung. Frauen sind deshalb besonders oft betroffen, weil sie ein geringeres Einkommen gegenüber den Männern erzielen und kürzere Beitragszeiten im Erwerbsleben haben.

Die Erwerbsunfähigkeitsrente reicht für Zweidrittel und mehr nicht aus

Noch schlimmer sieht es bei der Erwerbsunfähigkeitsrente in Deutschland aus. Vergessen wir dabei nicht: Häufig wurde sie wegen des zunehmenden Arbeitsdrucks fällig. Für viele Menschen, die diese beziehen, bedeutet das ein Leben unterhalb der Armutsgefährdungsschwelle. Betroffen davon sind rund 80 Prozent der Frauen und 64 Prozent der Männer.

Stolz und Scham verhindern Hilfe

Trotzdem wird jedoch Altersarmut in den reichen Regionen selten von der Gesellschaft wahrgenommen. Die Betroffenen schämen sich, darüber zu reden, und sie wird gar nicht selten selbst gegenüber Familienmitgliedern und erst recht gegenüber Freunden und Nachbarn verheimlicht. Kommt noch hinzu, dass aus Scham und Stolz mögliche staatliche Hilfen nicht in Anspruch genommen werden.

Die Betrachtung des Problems weiter zu vertiefen, ist nicht Ziel dieses Beitrags. Vielmehr möchte ich für Betroffene (und davon Bedrohte) einige Lösungsansätze aufzeigen, nämlich wie sie konkret ihr Ruhestandsgeld aufzubessern können. Älterwerden-Coaching bedeutet schließlich auch – rundherum - auf Lebensqualität zu achten.

Wenn das monatliche Budget knapp wird - was tun?

Grundsätzliche Ansätze

Was können Ruheständler mit kargem Budget unternehmen? Grundsätzlich gibt es mehrere Ansätze: Betrachten wir 1. die vorhandenen Vermögenswerte, 2. das Angebot sozialer Hilfen (und dessen Annahme) und 3. die Einnahmen und Ausgaben. Im Folgenden möchte ich Ihnen wertvolle Tipps geben und zeigen, was Sie tun können, um besser über die Runden kommen.

Immobilienbesitzer sind fein raus

Wer rechtzeitig Immobilien erwerben konnte, ist fein raus. Im eigenen Haus oder in der Eigentumswohnung zu leben, spart immer teurer werdende Mietskosten. Selbst wenn die Immobile vermietet ist, bessern die Mietseinnahmen das Einkommen auf. Abzüge gibt es dann allerdings noch für Versicherungen, Instandhaltung, Steuern und Aufwendungen für eine eventuell noch laufende Finanzierung.

Wie zu Geld kommen?

Doch aufgepasst, es gibt noch weitere interessante Möglichkeiten für Immobilienbesitzer, um Geld locker zu machen. Sie können nämlich grundsätzlich entweder Ihr Objekt verkaufen oder es beleihen. Vom Ergebnis zwar ähnlich sind dabei aber unbedingt rechtliche Unterschiede zu beachten. Betrachten wir es mal aus der Sicht des Ruheständlers genauer:

Verkauf auf Rentenbasis – Leib- und Zeitrente

So den Verkauf von Haus oder Wohnung auf Rentenbasis. Dabei vereinbaren Käufer und Verkäufer entweder eine lebenslange Leibrente oder eine befristete Zeitrente. Wird außerdem ein lebenslanges Wohnrecht in den Vertrag aufgenommen, kann der ehemalige Besitzer in seinem gewohnten Heim bleiben.

Maßgeschneiderte Rentenmodelle

Verkäufer auf Rentenbasis können ihre Leibrente maßschneidern. Gängige Modelle sind die abgekürzte Leibrente, die den Erlebensfall sichert und zu einem festgelegten Termin endet, und die Höchstzeitrente. Bei dieser fallen Zahlungen bis zum vereinbarten Termin an, sie endet aber vorzeitig beim Ableben des Verkäufers.

Auch gibt es ein Kombinationsmodell aus beiden: die Mindestzeitrente. Bei dieser werden die Zahlungen für den vereinbarten Zeitraum fällig und enden aber auch dann nicht, wenn der Verkäufer vorzeitig stirbt. Hiervon können dann beispielsweise die Erben des Immobilien-verkäufers profitieren.

Beleihungsmodell: Umkehrhypothek

Wer nicht verkaufen möchte, kann seine Immobile z.B. auch mit einer Umkehrhypothek beleihen. Der Eigentümer bekommt Geld für sein Objekt und kann bis Lebensende in seinen eigenen vier Wänden bleiben. Sie ermöglicht Planungssicherheit, weil wichtige Einzelheiten wie Einmalzahlung, Höhe der Rente, Laufzeit und Verkauf der Immobilie - beispielsweise im Pflegefall - vertraglich geregelt werden.

Von diesen Modellen profitieren insbesondere Menschen im Rentenalter oder kurz davor, ferner solche mit schuldenfreier Immobilie, zudem noch Immobilienbesitzer, die mehr Liquidität zur Verfügung haben möchten und schließlich jene ohne nahestehende Erben. Der Haken bei der Umkehrhypothek sei aber nicht verschwiegen: Sie ist relativ teuer.

Oft vergessene Vermögenswerte

Bei der Betrachtung von Vermögenswerten werden einige leicht übersehen. So vielleicht die Briefmarkensammlung, die über die Jahre wertvoller wurde, Erbstücke, die kaum wahrgenommen wurden, das silberne Besteck, das nicht mehr benutzt wird, weil nicht spülmaschinentauglich und die alte Kamera oder auch Münzen, die seit Jahren im Schrank liegen. Möglicherweise sind Sachen dabei, für die Sammler viel Geld zu zahlen bereit sind.

Kein falscher Stolz, keine Scham vor staatlichen Hilfsangeboten!

Die Grundsicherung

Wenn das monatliche Budget knapp ist, prüfen Sie bitte, ob staatliche Hilfen möglich sind. Zum einen kommt vielleicht die Grundsicherung zum Zug. Diese wird aus Steuermitteln finanziert. Anders als bei der Sozialhilfe werden hier Ihre Kinder nicht zahlungspflichtig, wenn sie nach Abzug aller Kosten nicht mehr als 100.000 Euro Jahreseinkommen haben. Die Grundsicherung kann ab Beginn des regulären Rentenalters bezogen werden.

Die Wohnhilfe

Zum anderen können Sie eventuell auch (zudem) Wohnhilfe beantragen. Je nach der Region, in der Sie leben, werden unterschiedliche Zuschüsse gewährt. Deren Höhe richtet sich nach Ihrem verfügbaren Gesamteinkommen. Die Wohnhilfe muss schriftlich beantragt werden und wird in der Regel für ein Jahr gewährt. Danach wird ein weiteres Ansuchen fällig.

Der Heizkostenzuschuss

Zudem kann ein Heizkostenzuschuss beantragt werden. Erst abgeschafft, dann wieder vom Gesetzgeber aufgenommen, soll so sichergestellt werden, dass keiner in der kalten Jahreszeit daheim frieren muss. Seine Höhe liegt zwischen 30 und 40 Euro. Sozialämter und karikative Organisationen geben Auskunft über die Modalitäten der Antragsstellung.

Die oben von mir gemachten Angaben beziehen sich weitgehend auf Deutschland. Selbstverständlich legen aber auch andere EU-Staaten ähnliche, oft sogar üppigere Hilfsangebote für ihre Bürger auf. Die

Einzelheiten differieren jedoch. Genaueres können Sie bei den für soziale Belange zuständigen Behörden erfahren.

Staatliche Hilfen sind keine Almosen

Überwinden Sie Ihren Stolz und schämen sich nicht, die sozialen Behörden zu kontaktieren und um mögliche Hilfsleistungen nachzufragen. Es geht doch schließlich um Ihre Lebensqualität. Staatliche Hilfen sind keine Almosen, sondern Hilfsprogramme, die aus Steuermittel finanziert werden. Und Steuern haben Sie ja schließlich auch Jahr für Jahr reichlich bezahlen müssen.

Der Rotstift auf der Ausgabenseite

Wie bei knappem Budget finanzielle Freiräume schaffen?

Den Rotstift anzusetzen, kann sich bei den Ausgaben lohnen. Hierzu möchte ich einige konkrete Möglichkeiten aufzeigen, die schnell umgesetzt werden können und finanzielle Spielräume öffnen - eine weitere Möglichkeit, um auch bei knappen Einkünften besser über die Runden zu kommen.

Augenmerk auf Ihre Versicherungen!

Wer in den Ruhestand geht, sollte möglichst bald seine Versicherungen überprüfen. Einige werden in diesem neuen Lebensabschnitt überflüssig, bei anderen ist zu prüfen, ob Änderungen sinnvoll wären. Weiter so wie bisher nützt Ihnen nichts und kostet Geld, das Sie anderweitig besser gebrauchen können. Welche Versicherungen betrifft es?

Überflüssig

Ruheständler brauchen in der Regel keine Berufsunfähigkeits- und auch keine Kranken-tagegeldversicherung. Diese können deshalb getrost gekündigt werden. Eine Sterbegeld-versicherung muss aus meiner Sicht ebenfalls auf den Prüfstand. Man zahlt oft über viele Jahre mehr ein, als die Leistung verspricht. Wenn es so ist, sollten Sie diese kündigen, auszahlen lassen, den Betrag anderweitig anlegen und die eingesparten Beitragsprämien Ihrem Budget zuschlagen.

Nachbesserungswürdig

Viele Senioren fahren mit ihrem Auto im Ruhestand deutlich weniger Kilometer pro Jahr. Schließlich fällt ja das Pendeln zwischen Heim und Arbeitsplatz weg, und beruflich bedingte Fahrten sind nicht mehr nötig. Manche Autoversicherer tragen diesem Umstand Rechnung und bieten für Ruheständler günstigere Versicherungspolicen an. Machen Sie sich deshalb kundig und holen ggf. auch Vergleichsangebote anderer Anbieter ein.

Auf den Prüfstand gehören auch Rechtsschutz- und Haftpflichtversicherungen. Da sich mit dem Ende der Berufstätigkeit für einige das Versicherungsrisiko ändert, können gar nicht selten Anpassungen vorgenommen werden. Und diese ziehen in der Regel für einige Senioren günstigere Beitragssätze nach sich.

Wenn Sie eine Unfallversicherung abgeschlossen haben und diese beibehalten wollen, kann eine Umschichtung Sinn machen. Passen Sie diese – wenn möglich – an Ihren Bedarf an. Spezielle Senioren-Unfallversicherungen beinhalten meistens Assistance Leistungen und kommen im Versicherungsfall beispielsweise für die Kosten von Einkauf, Reinigung der Wohnung und Menüservice auf.

Teure Hobbys überdenken

Wer mehr Geld monatlich zur Verfügung haben möchte und nach Sparquellen sucht, sollte dabei seine Hobbys nicht auslassen. Die Mitgliedschaft im heimischen Golfclub kann teuer sein. Es geht auch anders. Fernmitgliedschaften sind im Internet für wenige Euros zu haben. Mit Vorlage des Zertifikats Ihrer Platz-/ Turnierreife und dem Nachweis Ihres Handicaps bekommen Sie Ihre Karte.

Ähnliches gilt für die Mitgliedschaft im Tennisclub. Den Mitgliedsbeitrag kann man sparen, denn man kann auch ohne Clubmitglied zu sein einen Platz stundenweise anmieten. Sie wenden ein, was denn mit den gewohnten Tennispartnern wäre? Nun, vielleicht sind diese ja in ähnlicher Situation wie Sie. Dann sind sie dankbar für den Tipp, Geld zu sparen zu können.

Das sind nur zwei Beispiele von vielen. Seien Sie also kreativ und klopfen Sie Ihre Hobbys darauf ab, wo Geld eingespart werden kann, wenn Sie diese weiter pflegen wollen. Erfahrungsgemäß werden Sie dann auch bald eine Möglichkeit dazu finden. Halten Sie Ihr Ziel vor Augen: Ihr verfügbares Monatsbudget soll wachsen!

Die Konsumkosten – ein großer Brocken

Auf der Ausgabenseite sind die Kosten für Konsum ein großer Brocken. Wer hier den Rotstift ansetzen kann, der wird finanzielle Freiräume öffnen und kann seinem verfügbaren Monatseinkommen zu einem Wachstumsschub verhelfen. Im Folgenden möchte ich Ihnen dazu einige konkrete Möglichkeiten zeigen. Lassen Sie sich überraschen!

Nutzen Sie (Sonder-)Angebote!

Die einfachste Möglichkeit, nämlich den Gürtel enger zu schnallen, ist nicht sonderlich attraktiv. Es geht auch anders. Achten Sie konsequent auf (Sonder-) Angebote und wählen daraus für Sie geeignete aus. Sie finden diese Offerten in den Werbeaussendungen und können daheim in Ruhe studieren, was in Frage kommt. Wenn Sie zuschlagen, sind hier für viele Produkte Einsparungen im hohen Prozentbereich drin!

Werden Sie Schnäppchenjäger

Warum daraus kein neues Hobby machen? Wie wäre es denn, wenn Sie Schnäppchenjäger werden? Sie runzeln die Stirn und zucken mit den Schultern? Vergessen Sie nicht, vom psychologischen Grundmuster sind wir Menschen Jäger und Sammler und auf Beute aus. Stehen Sie dazu und ändern Ihre Einstellung. Ihre verfügbaren Finanzmittel werden es jedenfalls danken.

Lebensmittel kurz vor dem Auflaufdatum sind keine verdorbenen ...

Bestimmt kennen Sie es vom Lebensmitteleinkauf: Waren werden einige Zeit vor ihrem Ablaufdatum günstiger angeboten. Der Händler möchte ja schließlich nicht darauf sitzen bleiben. Hier haben Sie eine weitere gute Chance, Geld zu sparen ohne sich etwas verkneifen zu müssen. Nutzen Sie diese konsequent, und Ihr verfügbares Monatsbudget wächst weiter.

Sparoption Internet

Auch wenn es Händler vor Ort nicht gerne sehen, ja es vielen ein Dorn im Auge ist: Manches kann man im Internet deutlich günstiger ordern. Machen Sie einen Preisvergleich! Der Markt ist weltweit offen, das Angebot (und die Konkurrenz!) riesig. Oft ist es möglich, den gleichen Artikel im Onlinehandel erheblich preiswerter zu erstehen.

Nutzen Sie den Mengenrabatt

Wer große Mengen kauft, bekommt oft einen Mengenrabatt. Das heißt, auf eine kleinere Menge herab gerechnet, kostet die Ware dann weniger. Ein Vorteil, den auch Sie nutzen können. Sei es, dass Sie die erstandene Ware proportionieren – und beispielsweise einfrieren, wenn es sich um geeignete Nahrungsmittel handelt, - oder diese mit anderen teilen. So bleibt Ihr Geldbeutel voller.

Achtung Gefahr!

Doch Achtung – hier lauert auch eine Gefahr: nämlich mehr einzukaufen als man eigentlich braucht. Es wäre dann eine Milchmäd-chenrechnung. Dann ginge der Schuss nach hinten los, es bliebe am Ende weniger Geld in der Börse. Damit das nicht passiert, ist es wichtig, bedacht auszuwählen und nicht aus dem Bauch heraus die Waren zu erstehen.

Bestellen Sie Seniorenportionen

Für die Leserinnen und Leser, die gerne im Wirtshaus speisen, habe ich noch einen speziellen Tipp. Fragen Sie doch nach, ob Sie die von Ihnen ausgewählte Speise auch als seniorengerechte Portion serviert bekommen können. Das reicht meistens völlig aus, denn es ist nun mal so, ältere Menschen essen in der Regel weniger.

So steigern Sie Ihre Einnahmen

Lassen Sie sich überraschen!

Nachdem nun der Umgang mit vorhandenen Vermögenswerten, mögliche soziale Hilfen und die Ausgaben von mir beleuchtet wurden, möchte ich mich jetzt der Einnahmenseite widmen. Im Folgenden werde ich Ihnen spannende Tipps geben, wie Sie Ihre Einkünfte kreativ aufbessern können, wie Sie konkret das Ihnen zur Verfügung stehende Einkommen mehren können. Lassen Sie sich überraschen!

Wann beitragsfrei unbeschränkt dazuverdienen? Die Regelaltersgrenze

Wenn Sie in Deutschland die Regelaltersgrenze für den Eintritt in den

Ruhestand erreicht haben, dürfen Sie unbeschränkt und ohne Auswirkung auf Ihre Rentenauszahlung dazuverdienen. Rentenbeiträge fallen für Sie dann nicht mehr an. Es sei denn, Sie wollen es. Mit freiwilligen Zahlungen hätten Sie nämlich ein wirksames Werkzeug zur Hand, Ihr Ruhestandsgeld nachhaltig aufzubessern!

Anders sieht es allerdings aus, wenn Sie vor Erreichen dieser Altersgrenze dazuverdienen wollen. Hier drohen Fallstricke. Deshalb rate ich Ihnen in diesem Fall dringend, grundsätzlich zuvor fachmännischen Rat einzuholen so bei Ihrer Renten- und ggf. -.

Projektbezogene Tätigkeit auf Honorarbasis

Im Folgenden gehe ich davon aus, dass Sie die Regelaltersgrenze erreicht haben. Was ist dann möglich? Wenn Sie fit genug sind und Ihnen Ihr Beruf Spaß gemacht hat, könnten Sie eine projektbezogene Tätigkeit anstreben. Beispielsweise könnten Sie Ihre Kenntnisse Ihrem alten Betrieb auf Honorarbasis anbieten.

Eine Win-Win-Situation!

So könnten Sie Mitarbeiter in Arbeiten einweisen, von denen Sie im Laufe Ihres Berufslebens langjährig Erfahrungen gesammelt haben. Der Betrieb profitierte davon, wenn ein Mitarbeiterwechsel reibungslos funktionierte und würde Ihre Bemühungen zu schätzen wissen. Gerne wird der Arbeitgeber sich das mit Ihnen zuvor ausgemachte Honorar kosten lassen – eine echte Win-Win-Situation!

Wenn Not am Mann ist

Oder ein Mitarbeiter ihres alten Betriebes erkrankt und fällt auf Zeit aus, der Produktionsprozess droht zu stocken. Ein Ersatz muss her, dringend! Was glauben Sie wohl, wie sehr es in dieser Situation Ihr ehemaliger Arbeitgeber schätzen würde, wenn Sie aushilfsweise in die Bresche springen könnten. Der Aushilfsjob bei gutem Honorar wäre Ihnen sicher.

Das Gleiche gilt auch für Fremdbetriebe. Wenn Not am Mann ist, wenn der Produktionsprozess zu stocken droht, wenn Anlernung und die Einweisung von neuen Mitarbeitern zum Problem wird, werden auch diese Arbeitgeber gerne auf Honorarbasis von Ihren langjährigen Berufserfahrungen profitieren und Sie engagieren.

Sie sind erfahren – halten Sie Vorträge

Auch können Sie mit Vortragstätigkeit Ihr Ruhestandsbudget aufbessern. Lassen Sie doch andere an dem reichen Erfahrungsschatz, den Sie im Laufe eines langen Berufslebens erworben haben, teilhaben. Jetzt haben Sie die nötige Zeit dazu, jetzt sind Sie nicht mehr beruflich eingebunden, jetzt können Sie mit dem nötigen Abstand darüber berichten.

Geben Sie Nachhilfe

Möglich ist auch, mit Ihrem Wissen anderen wertvolle Nachhilfe geben. Mal angenommen, Sie waren früher als Mathematiker bei einem Versicherungskonzern tätig, könnte ich mir Sie als geschätzten Nachhilfelehrer für Mathematik vorstellen. Oder Sie helfen im Schulbetrieb aus, wenn dort Planstellen nicht besetzt werden können.

Achten Sie auf Ordnung

Wer früher für den Betriebsschutz oder bei der Polizei tätig war, könnte bei privaten Security-Diensten um Mitarbeit nachfragen. Erfahrungsgemäß haben Bewerber aus diesen Berufen gute Chancen auf eine Anstellung auf Teilzeitbasis.

Hausmeister gesucht

Sind Sie rüstig und handwerklich geschickt, dann wären vielleicht auch Hausmeisterdienste eine mögliche Zuverdienst Quelle. Informieren Sie sich diesbezüglich in die Stellenausschreibungen der lokalen Zeitungen und der Gebietswerbeblätter. Ich bin mir sicher, dass Sie dort bald fündig werden.

Springen Sie ein als Nachtportier

Erfahrungsgemäß werden oft auch Rezeptionisten für Nachtdienste in Verlagen, Versicherungen und in der Gastronomie gesucht. Wenn Sie früher passende berufliche Erfahrungen sammeln konnten, haben Sie gute Karten auf eine Teilzeitanstellung in diesem Sektor.

Taxifahrer gesucht

Wenn Sie gerne Autofahren, könnten Sie bei Taxiunternehmen um Mitarbeit nachfragen. Voraussetzung, Personen mit dem Taxi zu befördern, ist allerdings der Taxiführerschein. Wenn Sie einen solchen nicht besitzen, dann müssen Sie diesen zuvor erwerben. Dafür fallen Kosten an. Deshalb sollten Sie klären, ob sich ein an Ihrer Mitarbeit interessierter Taxiunternehmer eventuell daran beteiligt.

Mit dem Hobby Geld verdienen

Vielleicht haben Sie ein Hobby, das Sie zur Nebenerwerbsquelle machen können. So, wenn Sie beispielsweise gerne fotografieren. Stellen Sie Ihre besten Fotos zusammen und legen diese bei einer Zeitung oder einem Verlag vor. Bei Gefallen resultiert dann vielleicht ein Job als freier Mitarbeiter.

Wenn Sie Gartenarbeit lieben, wenn Sie Hobbygärtner sind, haben Sie gute Karten, Menschen, die nicht mit grünem Daumen auf die Welt kamen, im Garten anzuleiten und ihnen zu helfen. Diese werden ihre Dienste gerne mit Dankbarkeit annehmen. Wenn Sie dann auch noch weiterempfohlen werden, können Sie sich leicht ein sicheres Nebenerwerbseinkommen schaffen.

Oder Sie können gut schneidern. Dann hätten Sie eine gute Chance, Ihre Fertigkeiten im Rahmen eines Volkhochschulkurses an andere weiterzugeben. Wie überhaupt die Volkshochschulen generell eine hervorragende Möglichkeit bieten, seine Kenntnisse um Hobbys an Interessierte zu vermitteln. Seien Sie kreativ, prüfen Sie, was hier denkbar und vielleicht möglich ist.

Sitter gesucht

Gerne nachgefragt werden auch die sogenannten Sitter-Dienste. Vielleicht mögen Sie Hunde gerne und könnten sich vorstellen – gegen Bezahlung natürlich – die treuen Vierbeiner auszuführen. Oder Sie beaufsichtigen ein Schulkind bei seinen Hausaufgaben bis die Eltern zur Stelle sein können. Vielleicht können Sie sich auch vorstellen, sich - auf Zeit - um einen alten Menschen zu kümmern. Und, und, und …

Machen Sie sich selbstständig

Haben Sie vielleicht auch schon mal daran gedacht, sich im Ruhestand selbstständig zu machen? Das Internet macht es möglich. Sie könnten z.B. digitale Produkte wie E-Books vertreiben. Der Vorteil dabei, Sie arbeiten von daheim, die Ware ist virtuell, Sie benötigen kein Lager, müssen keine Produkte verpacken und zur Post bringen und haben keine Portokosten. Ist das nicht genial?

Sie wenden ein, das haben Sie nicht gelernt, das können Sie nicht. Ich kann Ihnen zeigen, wie es geht. Das nötige Rüstzeug liefert beispielsweise der Internet Karriere Club. Hier erfahren Sie – Schritt für Schritt -, was zu tun ist. Genauere Einzelheiten können Sie jetzt gleich erfahren, wenn Sie hier klicken. Sie werden erstaunt sein!

Sie haben nun eine Menge erfahren. Setzen Sie es um, und sie werden feststellen, dass tatsächlich mehr Geld zur Verfügung steht und für Sie neue Freiräume schafft.

Welche Triebfedern prägen unser Leben?

„Ein jedes Alter hat seine Triebfedern ..."

Jean-Jacques Rousseau stellte 1762 in seinem Werk: „Emile – oder über die Erziehung" fest: „Ein jedes Alter hat seine Triebfedern, die es in Bewegung setzen; der Mensch aber ist alle Zeit derselbe. Mit zehn Jahren wird er durch Kuchen, mit zwanzig Jahren durch eine Liebste, mit dreißig durch die Vergnügungen, mit vierzig durch den Ehrgeiz, mit fünfzig durch den Geiz geleitet: Wann folgt er nur der Weisheit?"

Das war vor 255 Jahren. - Bei allem Fortschritt, auch heute folgen die wenigsten Menschen der Weisheit. Eher scheint das Gegenteil davon zuzutreffen. Wenn es also nicht die Weisheit ist, lohnt es darüber nachdenken, welche Triebfedern denn dann ab etwa dem 50. Geburtstag eine Rolle für uns spielen.

Gesucht: Was motiviert 50+-Generationen?

Wie ist es also bei den 50+-Generationen? Was treibt uns, die (angehenden) Senioren, denn an? Was motiviert uns? Wäre es nicht spannend, das vorab zu erkennen? Könnten so erkannte Muster uns vor Irrwegen und

Verzettelungen bewahren? Vielleicht hilft ein Blick auf die Bedürfnis-Hierarchie des US-Psychologen Abraham Maslow, die in Formgebung der „Bedürfnis-Pyramide" dem deutschen Psychologen Werner Correll zugeschrieben wird. Ich glaube, dieses Modell könnte hilfreich sein.

Im Gegensatz zu den psychologischen Schulen von Sigmund Freud und John B. Watson mit einem eher negativen, pessimistischen Menschenbild hat Abraham Maslow auf eine optimistische Sicht gesetzt. Nicht niedere Triebe, die es aber zweifellos gibt, sondern ein angeborenes Wachstumspotential treiben Menschen mit dem Ziel zur Selbstverwirklichung an.

Kurz vor seinem Tod 1970 hat Maslow sein Modell erweitert. Die Spitze der Hierarchiestufen bildet nun die „Transzendenz", also der Bereich jenseits möglicher Erfahrung, außerhalb des Bereiches der normalen Sinneswahrnehmung. Ein Teilaspekt ist, könnte man sagen, die Vorstellung über Gott. - Ein wenig genauer.

Die Hierarchie der Bedürfnisse nach Maslow

Die Basis dieser Hierarchie-Pyramide bilden 1. die *physiologischen Bedürfnisse*, darauf folgen 2. *Sicherheitsbedürfnisse*, danach 3. *soziale Bedürfnisse.* Dann kommen 4. *Individualbedürfnisse* wie Anerkennung und Wertschätzung. Später fügte Maslow zwei weitere Hierarchiestufen ein: 5. die *kognitiven Bedürfnisse* und 6. die *ästhetischen Bedürfnisse.* Die ursprünglich die Spitze der Pyramide war 7. die *Selbstverwirklichung.* In seiner Erweiterung setzte Maslow darüber noch 8. die *Transzendenz*.

Etwas konkreter

Betrachten wir nun einmal die einzelnen Ebenen etwas genauer. Die physiologischen sind die Grundbedürfnisse wie Nahrung, Trinken, Schlaf, Wärme und Sexualität. Sie bilden die Grundlage zum Überleben. Die 2. Stufe, die Sicherheitsbedürfnisse, betreffen materielle und berufliche Sicherheit (Wohnen, Arbeit, Versorgung) sowie Geborgenheit und Schutz der Person (Gesundheit, Ordnung, Gesetze). Als 3. Stufe schließen sich die sozialen Bedürfnisse wie Zusammengehörigkeit, Integration, Beziehungen, Freundschaft, Partnerschaft, Fürsorge,

Nächstenliebe, Kommunikation, Sexualität, Liebe und Familie an.

Bei diesen drei Stufen handelt es sich um *Defizitbedürfnisse*. Das bedeutet, sind diese nicht sichergestellt, drohen Mangel und gegebenenfalls physische und psychische Krankheit. Die weiteren Stufen stellen *Wachstumsbedürfnisse* dar. Diese sind unstillbar, basieren auf Entfaltung und sind nicht begrenzt. Sie wirken als Motivation zur Selbstverwirklichung. Das Streben danach kann als Impuls für Gesundheit dienen.

In der nächsten Stufe geht es um unsere individuellen Bedürfnisse, konkret etwa Macht, Stärke, Leistung, Kompetenz, Status, Lob, positive Beachtung, Anerkennung und Geltung. Diese bilden die Grundlage unseres Selbstbewusstseins.

Die kognitiven Bedürfnisse beinhalten das Verstehen von, die Entwicklung und das Gefühl von Fortschritt. Es geht um das Streben nach Wissen, Orientierung in der Umwelt, Neugier, Verstehen und Lernen. Am Ende steht letztlich Sicherheit durch Wissen.

Unter den ästhetischen Bedürfnissen versteht man das Streben nach Ordnung und Schönheit. Wer seine Sehnsucht nach Fortschritt und Entwicklung gestillt hat, kann sich nun den schönen, ästhetischen Dingen zuwenden und sich daran erfreuen.

Dann folgt die Stufe der Selbstverwirklichung. Wer viele seiner Ziele, Sehnsüchte und Wünsche erfüllt sieht, nähert sich immer mehr der Möglichkeit, das eigene Potential mit all seinen Talenten voll auszuschöpfen und seine Persönlichkeit zu entfalten.

Der (neue) Gipfel der Hierarchiestufen stellt schließlich die Transzendenz dar. Werden Wünsche und Träume wahr, geben sie Raum für Streben nach einem höheren Zweck, nach etwas, was außerhalb des beobachtbaren Systems liegt. Ein Teilaspekt davon kann die Suche nach Gott sein.

So also werden wir motiviert

Die Bedürfnishierarchie offenbart, was Menschen antreibt, was sie motiviert. Solange ein Bedürfnis unbefriedigt ist, motiviert es uns zu handeln. Mit zunehmender Sättigung nimmt allerdings dessen motivierende Kraft ab. Dann wird es Zeit, sich der nächsten Stufe zuzuwenden. Und damit entsteht dann erneut Motivation, sich nämlich mit neuen Bedürfnissen zu beschäftigen. Und so weiter - bis zur höchsten Hierarchiestufe.

Welche Hierarchiestufen sind für Senioren relevant?

Für Älterwerdende spielen zunehmend Wachstumsbedürfnisse eine Rolle. Defizit-bedürfnisse sind in der Regel weitgehend gestillt und können daher in den meisten Fällen abgehakt werden. Die Wachstumsbedürfnisse rücken vermehrt in den Fokus. Gut zu wissen dann, in welche Richtung unsere Motivationen zu lenken sind. Schließlich und endlich sollen diese ja mit dem nötigen Schub versehen sein.

Welche Ziele haben älter werdende Menschen?

Wir motivieren uns, um etwas zu erreichen. Betrachten wir einige mögliche Ziele. So beispielsweise diese: körperlich und geistig so aktiv wie möglich zu bleiben, gesund zu bleiben, offen zu bleiben für Neues, geliebt und geachtet zu werden, nicht einsam sein zu müssen, materiell abgesichert zu sein, in geordneten, sicheren Verhältnissen zu leben, kulturell interessiert zu bleiben, mit lästigen altersbezogenen Beeinträchtigungen der Körper-funktionen möglichst gut umgehen zu können und – ganz wichtig - , selbstbestimmt zu leben. Schließlich läuft alles darauf hinaus, bis zu guter Letzt zufrieden unterwegs sein zu können.

Das sind zwar viele Ziele, aber ich glaube, sie zu verfolgen, lohne sich. Dafür zu arbeiten, macht für jeden einzelnen Sinn, auch wenn es nicht ganz einfach ist. Denn – zugegeben -, manchmal ist es mühsam, den kläffenden inneren Schweinehund zu bändigen.

Eine gute Motivation kann hierbei aber Wunder wirken. Wer hingegen ohne Ziel und Plan, wer nur so in den Tag hinein lebt, der wird letztendlich wesentlich weniger Lebensfreude haben. Immanuel Kant bemerkte dazu: „Der Ziellose erleidet sein Schicksal – der Zielbewusste gestaltet es".

Die Ausgangsbasis ist für alle unterschiedlich. Deshalb muss jeder seinen individuellen Weg planen und verfolgen. Was schließlich zählt, ist das Ergebnis: ein aktives, mit Lebensfreude geführtes Leben! Dieses Gesamtziel müssen wir immer vor Augen haben. Wenn auch die Wege dorthin unterschiedlich sind, müssen wir ihnen Schritt für Schritt folgen. Selbst wenn sich diese auch mal als Irrweg erweisen sollten, dürfen wir nicht aufgeben - und einen Ausweg (zum Ziel!) suchen.

Zielsetzung

Wir müssen aber Obacht geben, dass uns nicht widerfährt, was Mark Twain einmal so beklagte: *„Nachdem wir unser Ziel aus den Augen verloren hatten, verdoppelten wir unsere Anstrengungen."* - Das wäre kontraproduktiv. Damit es leichter geht, das Ziel zu erreichen, gliedern Sie den Weg dorthin in Etappen und definieren Sie jede von ihnen präzise. Fragen Sie sich: *„Was* soll erreicht werden? *Wann* soll es erreicht werden? *Womit* soll es erreicht werden?"

Konkret

Nehmen wir z.B. eines der zuvor genannten Ziele. So vielleicht dieses: *„körperlich und geistig so aktiv wie möglich zu bleiben"*. Fragen wir: Was soll erreicht werden? Antwort: die körperliche und geistige Fitness. Frage: Wann soll es erreicht werden? Antwort: Es handelt sich um einen Prozess, an dem wir lange arbeiten müssen, wohl Zeit unseres Lebens. Frage: Und wie und womit soll es erreicht werden? Antwort: Mit einer Vielzahl von Einzelmaßnahmen etwa wie mit Gesundheitsvorsorge, wie – zudem - mit auf die Bedürfnisse angepasstem Training, wie mit z.B. Brain-Jogging (Gehirn-Jogging), sowie mit Koordinationstraining, mit gesunder Ernährung, mit Einschränkung des Gebrauchs toxischer Noxen wie z.B. Tabak und Alkohol, mit Pflege unseres sozialen Netzwerkes, mit der Akzeptanz eventuell nötiger Hilfsmittel und mit Zuversicht und Selbstvertrauen.

Setzen Sie sich beizeiten Ziele

Sie sehen, es wird recht komplex. Und das Beispiel zeigte ja nur ein Ziel von mehreren. So etwas kann eben nicht einfach so nebenher gelingen. Darum muss man sich intensiv kümmern. Und bedenken Sie: Mit der

Verfolgung von so anspruchsvollen Zielen muss man rechtzeitig anfangen.

Genau deshalb sollten Sie auch beizeiten damit beginnen, darüber nachzudenken, wie Sie sich in Ihrer Zukunft sehen und wie Sie diese gestalten wollen. Schließlich geht es um Sie - es geht um Ihr Leben, das Sie doch mit Lebensfreude genießen wollen. Warum also nicht gleich dazu einen Masterplan aufstellen?!

Wenn Sie bereits Erfahrungen mit NLP (neurolinguistisches Programmieren) gemacht haben, können Sie natürlich auf dessen Techniken zurückgreifen. U.a. finden Sie dort eine ganze Reihe konkreter Anleitungen, die aus der Beobachtung und Analyse menschlicher Höchstleistungen entwickelt wurden. Mit diesen verfügen Sie über wertvolle Werkzeuge, um Ihre Lebensqualität zu verbessern. Diese helfen Ihnen, Ihre Wünsche und Träume zu realisierten und Ihre Ziel zu erreichen.

Mit diesem Beitrag kann ich Ihnen natürlich die Planung Ihres Lebens mit viel Lebensfreude nicht abnehmen. Aber ich hoffe, Sie dazu animieren zu können. Es lohnt sich! Sprechen

Sie mit Ihrem Partner, den Angehörigen und Ihren Freunde darüber, und sichern Sie sich deren Unterstützung zu. Und bedenken Sie dabei immer: Zusammen geht es leichter. Ich bin mir sicher, Sie werden einen enormen Motivationsschub erleben!

15 Tipps zur Freizeitgestaltung im Ruhestand

Der Eintritt in den Ruhestand bedeutet für viele einen Einschnitt. Ein Aspekt davon ist dieser: Auf einmal steht sehr viel Zeit zur freien Verfügung – Freizeit. Gut zu wissen, wie damit sinnvoll umzugehen ist; denn sonst droht Langeweile – ein Loch tut sich auf und stellt sich an, uns zu verschlingen.

Es geht jedoch auch anders. - Vielleicht ist es ja nur eine Frage der inneren Einstellung. Hat man nun nicht endlich genug freie Zeit für Dinge, die früher oft zu kurz gekommen sind - wie etwa Reisen, Gartenarbeiten und mit den Enkeln zu spielen? Oder kann man sich schließlich nicht jetzt in völlig neuen Sachen versuchen und damit vielleicht sogar seine Seniorenzeit zum reinen Abenteuer machen?

Feststeht: Wer in seinem Ruhestandsalltag immer etwas vorhat und diesen interessant gestaltet, der wird keine Langeweile empfinden und letztlich mehr Freude und Spaß am Leben haben. Ziel muss sein, seine Freizeit so lange wie möglich selbständig zu planen. Und dazu brauchen wir – ähnlich wie im Arbeitsleben – Aufgaben, Tätigkeiten und Termine.

Und hier kommen die Hobbys ins Spiel. Sie bieten sich geradezu an, die neu hinzugewonnene Freizeit im Ruhestand aufzufüllen und zu nutzen. Das Angebot ist vielfältig. Es dürfte daher nicht schwerfallen, Freizeitbeschäftigungen zu finden, die den eigenen Interessen und körperlichen und geistigen Fähigkeiten entsprechen und die auch den finanziellen Rahmen nicht sprengen.

Schaffen Sie Ihr Garten-Paradies

Wer sich körperlich fordern will, wer gerne im Freien ist und wer Freude an Pflanzen hat, für den winkt im Garten eine willkommene Freizeitbeschäftigung. Gestalten und pflegen Sie diesen nach eigenen Konzepten oder beraten Sie sich mit anderen Gartenfreunden, wie Sie vorgehen könnten. Bedenken Sie aber bitte auch, dass diese Arbeiten ganz schön anstrengend werden können, und überfordern Sie sich nicht.

Wenn Sie das beherzigen, dann finden Sie für sich im Garten eine sinnvolle, erfüllende

Aufgabe bis ins hohe Lebensalter. Diese hält Sie gesund und fit, macht viel Freude und vermittelt Glücksgefühle und Zufriedenheit. Sie haben die Möglichkeit, sich bei Unsicherheit mit anderen Gartenfreunden austauschen und können - zusammen mit ihnen - Erfolge feiern.

Mit Ausdauersport fit bis ins hohe Lebensalter

Wer sich körperlich fit halten möchte, der könnte sich sportlich betätigen. Ausdauersportarten wie Radeln, wandern, Bergwandern, Nordic Walking, joggen, Ski fahren, Tanzen, Gymnastik, schwimmen und Wassergymnastik seien hier als besonders geeignet erwähnt. Sie trainieren unseren Körper und fördern die Gesundheit und Lebenslust.

Wünschenswert ist, sich dabei mit Menschen zusammen zu finden, mit denen man gemeinsam – und regelmäßig - „seinen" Sport treibt. Denn das motiviert, hält den inneren Schweinehund an der Leine, unterstützt, bindet in ein soziales Netzwerk und macht auch einfach mehr Spaß.

Seniorengerechtes Training muss allerdings sicherstellen, dass eine körperliche Überforderung und gesundheitliche Schäden vermieden werden. Gut aufgehoben sind Sie bei Turn- und Schwimmvereinen, speziellen Seniorensportvereinen mit Ausrichtung auf die Zielgruppe ältere Menschen, den Volkshochschulen, den kirchlichen und sozialen Einrichtungen, die oft Seniorensport in ihrem Angebot haben.

Stocksport – Golf – Tennis

Bei Männern im Pensionsalter steht der Stocksport hoch im Kurs. Im Gegensatz zum Eisstockschießen kann dieser das ganze Jahr über gespielt werden. Da es sich dabei um einen Mannschaftssport handelt, wird der Ehrgeiz geweckt, und es lassen sich dabei vielleicht sogar neue Freundschaften schließen.

Natürlich seien hier aber auch klassische Sportarten wie Golfsport und Tennis erwähnt. Viele Vereine haben für ältere Menschen ein spezielles Seniorenangebot aufgelegt. Genauere Einzelheiten hierzu können dort nachgefragt werden. Mit Schnupperangeboten geben diese oft die Möglichkeit, vorab zu testen, ob die Sportart einem behagt.

Ein Tänzchen wagen

Tanzangebote für Senioren findet man immer häufiger. Teilnehmer daran profitieren gleich mehrfach: sie bewegen sich, die Koordination und die Motorik werden verbessert, die Denk- und Merkfähigkeit nimmt zu, das Herz- und Kreislaufsystem wird unterstützt, und zudem werden auch noch die Kommunikation und soziale Einbindung gefördert. Tanzen ist also gesund und hebt zudem auch noch die Lebenszufriedenheit.

So bleiben die kleinen grauen Zellen fit

Wer etwas für die geistige Fitness tun möchte, der könnte sich daran machen, seine Fremdsprachenkenntnisse aufzufrischen oder weitere Fremdsprachen zu lernen. Auch hierzu gibt es vielfältige Offerten. So werden zum Beispiel Sprachkurse von den meisten Volkshochschulen und Universitäten angeboten, Audio- und Papier gebundene Kurse können über den Fachhandel bezogen werden, und auch im Internet finden sich interessante Online-Angebote. Und wer gerne reist, der kann Sprachkurse auch dort buchen, wo die gewünschte Lernsprache die landesübliche ist.

Und überhaupt finden Sie bei den Universitäten, den Hochschulen, Volkshochschulen, im Fachhandel und im Internet viele interessante Offerten, mit deren Nutzung Sie Ihre kleinen, grauen Zellen fit halten und machen können. Denken Sie nur an die breit aufgestellte Palette von Senioren-Studiengängen, diversen Kursangeboten, über Rätsel, Sudokus, Puzzles und Knobelanleitungen bis hin zur Literatur.

Ein weiterer Vorschlag ist, sich in der EDV fit zu halten. Bilden Sie sich am Computer weiter, surfen und chatten Sie im Internet. Oder versuchen Sie sich in der Ahnenforschung. Das klappt mit dem PC recht gut. Und auch hier gibt es sehr viele – oft auch unterhaltsame - Möglichkeiten. Und die werden Sie so einspannen, dass garantiert keine Langeweile aufkommt.

Machen Sie Musik

Oder wie wäre es damit: Machen Sie Musik. Wenn Sie früher bereits ein Instrument zu spielen gelernt haben, dann frischen Sie doch Ihre Kenntnisse auf. Oder versuchen Sie sich gleich an einem neuen Instrument. Erfahrungsgemäß macht es besonders Spaß, wenn sich Menschen zusammen finden, die gemeinsam musizieren wollen.

Je nachdem welches Instrument Sie spielen, trainieren Sie beim Musizieren diverse Systeme des Körpers wie die Finger-, Hand-, Arm- und Schultergelenke und -Muskulatur, die Atmungsorgane, das Gehör und die Augen, um nur einige zu nennen. Zudem fördern Sie damit die Koordination und die Feinmotorik. Und last but not least: Musik stimuliert unser Gehirn, fördert die Konzentration und macht uns glücklich.

Gesundbrunnen Gesang

Wer lieber singen möchte, der ist in einem Chor gut aufgehoben. Das macht nicht nur Spaß, sondern es ist zudem auch noch gesund. Gesang stärkt das Immunsystem und bietet damit Erkältungen Paroli. So zeigten Speichelproben eines Chores nach dem Gesang einen Anstieg der Immunglobulin-A-Konzentration, also von Eiweißen, die in den Schleimhäuten sitzen und Krankheitserreger bekämpfen.

Sängerinnen und Sänger leben in der Regel gesünder. Denn viele von ihnen mussten die Erfahrung machen, dass Schlafmangel, (zu) fette Nahrung und (zu) viel Alkohol der Stimme schaden – vom Nikotin mal ganz zu schweigen. Und wer im Chor sein Bestes geben möchte, der wird natürlich seine Gewohnheiten hinterfragen - und gegebenenfalls korrigieren.

Kommen noch weitere gesundheitliche Nutzen hinzu: Gesang kräftigt die Rückenmuskulatur und entspannt den Brustkorb, er intensiviert die Atmung, verbessert damit die Sauerstoffversorgung, bringt das Herz-Kreislauf-System in Trab und hat sogar eine gemütsaufhellende Wirkung. Verantwortlich für letzteres ist eine erhöhte Freisetzung von den Botenstoffen Beta-Endorphine, Serotonin und Noradrenalin. – Gleichzeitig wird das Stresshormon Cortisol abgebaut.

Nimmt es da wunder, wenn schwedische Forscher in den neunziger Jahren feststellten, dass Mitglieder von Chören eine signifikant höhere Lebenserwartung haben als Menschen, die nicht singen? Kommt noch hinzu, dass sich ein Chor sehr gut dafür eignet, wenn man seine soziale Vernetzung auszubauen und pflegen möchte.

Den Vorhang auf!

Haben schon einmal daran gedacht, die Bretter, die die Welt bedeuten, zu betreten? Könnten Sie sich vorstellen, auf der Bühne zu stehen? Wenn Sie einer (Laien-)Theatergruppe beitreten, wäre das leicht möglich. Vielleicht warten ja schlummernde Talente in Ihnen darauf, endlich zutage zu treten. Das könnte Ihre Chance sein.

Auch hier könnten Sie gleich mehrfach profitieren. Ihr Gedächtnis, Ihre Haltung, Mimik und Ausdruck, Ihre Bewegungsabläufe, Motorik, und Koordination, Ihre Konzentration und Sprache und vielleicht sogar Ihr Selbstwertgefühl würden verbessert und gestärkt. Hinzu kämen noch die Faktoren Spaß und Gruppenzugehörigkeit zum Ensemble. Das wäre doch etwas – oder!

Berater – Problemlöser – Seminarist

Wenn Sie gerne anderen Menschen helfen wollen, dann könnten Sie Ihre Kenntnisse und Erfahrungen aus einem langen Berufsleben an jüngere Berufskolleginnen und Kollegen weitergeben und diesen weitvolle Tipps geben. Der Arbeitgeber wird es Ihnen danken (und Ihnen vielleicht sogar dafür eine Prämie zukommen lassen).

Wäre es nicht toll, wenn Sie schließlich sogar gebeten würden, Ihre Kenntnisse aus Berufserfahrungen in Seminaren zur Verfügung zu stellen oder wenn Sie bei anfallenden Problemen um Beratung gebeten würden? Das würde doch jedem Freude machen und seinem Selbstwertgefühl einen Turboschub geben.

Enkel verwöhnen

Ihre Kinder werden dankbar sein, wenn Sie mehr Zeit Ihren Enkeln schenken können und diese zeitweilig betreuen. Das macht Ihnen bestimmt Spaß, fördert den Zusammenhalt und das soziale Netzwerk. Es entlastet die Eltern und stellt für Sie eine sinnvolle und erfüllende Aufgabe dar. Aber cave: Lassen Sie sich nicht vereinnahmen!

Wenn Sie keine betreuungsbedürftigen Enkel haben, dann könnten Sie sich auch als Leih-Oma/ -Opa zur Verfügung stellen. Und ich bin mir sicher: Bestimmt nähmen Familien gerne Ihr Angebot an und würden auf Sie zukommen und Ihnen Ihre Kinder anvertrauen. Sie selbst profitierten auch davon, weil Sie ja eine sinnvolle, erfüllende Aufgabe übernommen hätten.

Lernpatenschaft und Ehrenamt übernehmen

Gesucht werden auch ältere Menschen, die sich als Lernpate zur Verfügung stellen. Helfen Sie beispielsweise Kindern, flüssig und sinnbegreifend zu lesen, geben Sie Hilfe beim Schreiben und Rechnen und helfen Sie Schülern, sicher um Sprachklippen zu kommen. Und denken Sie auch an die Kinder, die nicht in ihrer Muttersprache unterrichtet werden (können). Da warten so viele sinnvolle Aufgaben.

Wer sich gesellschaftlich einbringen möchte, der könnte in einer Bürgerbewegung, einer politischen Partei oder in einem Verein mitarbeiten. Andere könnten ehrenamtliche Aufgaben übernehmen oder für den Umweltschutz tätig werden. Es gibt so viel zu tun, dass jeder seinen Wirkungskreis findet.

Spaß mit handwerklichen und künstlerischen Fähigkeiten

Wer handwerkliche Arbeiten schätzt, der könnte in seiner Freizeit schneidern, stricken, häkeln, sticken oder walken. So können Sie - selbst oder zusammen mit anderen - praktische und topaktuelle Kleidungsstücke kreieren und herstellen. Vielleicht wollen Sie diese dann sogar als Model(s) ihren staunenden Zuschauern präsentieren. Ich bin mir sicher: Nicht wenige werden Sie darum beneiden.

Möglicherweise basteln Sie gerne oder finden am Modellbau Gefallen. Dann nutzen Sie unbedingt die vielfältigen Anregungen, die Ihnen Volkshochschulen, Literatur und das Internet nahebringen. Wer gerne Bilder malt, Holz bearbeitet oder töpfert findet hier auch reichliche Anregungen. Vielleicht werden ja dazu vor Ort auch Kurse angeboten. Dann sollten Sie diese nutzen - unbedingt. Sie wissen ja: Unter Anleitung geht vieles leichter, und in einer Gruppe macht es einfach mehr Spaß.

Auf die Reise gehen

Vielleicht galt Ihr Interesse schon immer fernen Städten, Gegenden und Ufern und richtete sich an fremde Kulturen. Dann ist mit dem Eintritt in den Ruhestand Ihre Zeit gekommen. Denn nun können die spannenden Reisen beginnen, endlich sind Sie dafür unabhängig und frei. Und sollte das Budget knapp werden, dann bedenken Sie bitte, dass engagierte und gut informierte Reiseleiter immer gesucht werden.

Lachyoga - ein wenig bekanntes Hobby

Zum Schluss nun noch ein etwas ausgefallener Hobbyvorschlag. Kennen Sie Lachyoga? Dabei werden Sport, Wellness und fröhliches Lachen miteinander verknüpft. Es hält gesund, füllt Energiereserven auf und fördert Kontakte. Danach fühlt man sich kreativer und einfach körperlich besser.

Ich habe Ihnen hier eine Reihe von Vorschlägen gemacht, wie Sie Ihre neue Freizeit nutzen könnten. Wählen müssen Sie nun allerdings selbst. Ein Rat noch: Gestalten Sie diese vielfältig, setzen Sie sich Ziele, und sorgen

Sie auch dafür, dass Ihre Aktivitäten regelmäßig stattfinden. Und bedenken Sie, es gelingt am leichtesten, wenn Sie den Zusammenschluss mit anderen Menschen suchen. Wenn Sie sich daran halten, dann dürfte Langeweile bei Ihnen keine Chance haben.

Wie tickt unser Gedächtnis – was hält es fit?

Dingsbums und Einkaufszettel

Kennen Sie das nicht auch: Je älter wir werden, desto öfter haben wir es mit Frau oder Herrn „Dingsbums" zu tun? Sie gehen beispielsweise spazieren und erkennen in einem entgegenkommenden Passanten einen ehemaligen Nachbarn. „Doch – verflixt – wie heißt der denn noch gleich"? fragen Sie sich. Der Name will Ihnen partout nicht einfallen. Und das, wo Sie den Herannahenden doch schon so lange kennen – peinlich! Ihrer Frau erzählen Sie später, Sie wären dem Dingsbums – na dem, der früher zwei Häuser weiter wohnte und der den Rauhaardackel hatte, begegnet. „Ach den Herrn Jäger, meinst Du", stellt diese dann fest.

Oder vielleicht auch das: Die Einkaufliste erfährt bei Ihnen eine größer werdende Wertschätzung. Immer häufiger wird diese unser Begleiter, wenn größere Einkäufe ins Haus stehen. Denn wird mit deren Hilfe der Warenkorb gefüllt, können wir davon ausgehen, anschließend tatsächlich alles benötigte heimtragen zu können.

Was ist normal?

Diese und ähnliche Erfahrungen werden auch Sie gemacht haben. Und irgendwann stellt man sich bange die Frage, ob das normal sei oder bereits erster Hinweis auf eine ernstzunehmende Krankheit. Man hört und liest ja so viel über Alzheimer- und andere Demenzformen. Die Furcht davor zu erkranken ist ja inzwischen weit verbreitet.

Fest steht: Es ist normal, dass die Gedächtnisleistung ab etwa dem 50. Lebensjahr nachlässt. Das haben bereits viele Menschen an sich beobachten können. Ein allgemeiner Alterungsprozess liegt in der Regel dafür zugrunde. Aber Obacht ist nötig. Wenn es nämlich so weit geht, dass Beeinträchtigungen im Alltagsleben daraus zu resultieren drohen, dann kann auch mehr dahinter stecken. Und deshalb müssen in diesem Fall dringend pathologische Entwicklungen ausgeschlossen oder gegebenenfalls behandelt werden.

Wenn Sie genauer wissen wollen, wie es um Ihr Gedächtnis steht, dann haben Sie die Möglichkeit, es auszutesten. Im Internet finden Sie eine Reihe von Online-Tests, die Sie bequem daheim durchführen können. Sollten sich dabei

Hinweise auf mögliche Defizite ergeben, dann ist ärztlicher Rat gefragt.

Speichermedium Gedächtnis

Wie funktioniert eigentlich unser Gedächtnis? - Es ist ein komplexer Vorgang im Gehirn, bei dem unterschiedliche, miteinander vernetzte Gedächtnisfunktionen in Wechselwirkung treten. Ziel ist dabei, alle eingehenden Informationen abzugleichen und diese dann entweder kurzfristig oder auf lange Sicht parat zu halten. Ein wenig genauer.

Gespeichert wird der Gedächtnisinhalt an den Verknüpfungspunkten (Synapsen) von Neuronen. Letztere bilden miteinander neuronale Netze. Bis zu 500 Billionen Synapsen bestehen zwischen circa 100 Milliarden Nervenzellen. Diese Verknüpfungspunkte können sich teilweise anatomisch anpassen (synaptische Plastizität) und nehmen mit dieser Eigenschaft wesentlichen Einfluss auf die Effizienz der Übertragung.

Man stelle sich vor: Unsere Sinnesorgane liefern Informationen, die an das Gehirn weitergeleitet werden. Dort werden diese gefiltert, geordnet und – wenn nicht verworfen – gespeichert. Letzteres geschieht in unterschiedlichen Speichern. Dabei unterscheiden wir das sensorische Gedächtnis (ein Ultrakurzzeitspeicher), das Kurzzeit-gedächtnis (auch Arbeitsgedächtnis genannt) und das Langzeitgedächtnis, in welchem Informationen langfristig, teilweise sogar lebenslang abgelegt werden. Gespeicherte (und damit wiederabrufbare) Informationen werden als Gedächtnisspur (Engramm) bezeichnet. Das Gedächtnis ist also die Gesamtheit der Engramme.

Genauer. - Im *sensorischen Gedächtnis* werden auditive und visuelle Informationen für einen sehr kurzen Zeitraum (Millisekunden bis wenige Sekunden) zwischengespeichert. Das dient uns zum Beispiel dazu, Zusammenhänge in einem Gespräch nicht zu verlieren, oder es warnt uns, wenn wir schneller unterwegs sind als es gemäß dem Schild zur Geschwindigkeitsbegrenzung, das wir beim Vorbeifahren kaum wahrgenommen haben, erlaubt ist.

Das *Kurzzeitgedächtnis* vermag Informationen für wenige Minuten zur Wiedergabe parat zu halten. Anatomisch wird es dem präfrontalen Cortex zugeordnet. Visuelle

Eindrücke und verbale Informationen werden hier also kurzfristig gespeichert und gegebenenfalls mit dem Langzeitgedächtnis verknüpft. Fragen wie: Welche E-Mail-Adresse wurde mir gerade genannt? Oder: Wo habe ich denn meine Brille schon wieder abgelegt? finden dank diesem Speicher schnell eine Klärung. Zwar ist seine Kapazität begrenzt, doch hilft es uns maßgeblich, unseren Alltag zu bestreiten.

Bleibt noch das *Langzeitgedächtnis*. Hier wirken Cortex und mehrere subcortikale Bereiche zusammen. Informationen können dort dauerhaft für Minuten, Monate, Jahre (sekundäres Gedächtnis) und sogar lebenslang (tertiäres Gedächtnis) gespeichert werden. Seine Speicherkapazität scheint unbegrenzt zu sein. Im Einzelnen laufen dort folgende Prozesse ab: das Einspeichern neuer Informationen (Lernen, Encodierung), erinnern und abrufen, Festigung durch Wiederholung, Verknüpfung neuer und alter Informationen und vergessen.

Beim Langzeitgedächtnis kann zudem das deklarative Gedächtnis und das prozedurale Gedächtnis unterschieden werden. Ersteres dient als Wissensgedächtnis und hält Ereignisse und Tatsachen zur bewussten Wiedergabe bereit. Es unterteilt sich wiederum in zwei

Bereiche, das semantische Gedächtnis für den Abruf allgemeiner Fakten und das episodische Gedächtnis, in dem persönliche Ereignisse und Tatsachen aus dem eigenen Leben abgelegt sind.

Das prozedurale Gedächtnis speichert automatisierte Fähigkeiten und Abläufe. Diese wurden durch Lernen erworben, durch Übung vertieft und können ohne nachzudenken abgerufen und ausgeführt werden. So müssen wir beispielsweise nicht darüber nachdenken, wie es geht, mit dem Fahrrad zu fahren, sondern wir setzen uns einfach in den Sattel und radeln los.

Wenn das Gedächtnis alt wird

Was passiert denn nun eigentlich, wenn unser Erinnerungsvermögen zu schwächeln beginnt? Woran liegt es? Wäre es nicht spannend, ganz genau den Ort des Geschehens orten zu können? Wäre es dann vielleicht sogar möglich, gezielt Hilfe zu organisieren? Wären also Gedächtnisstörungen heilbar? Fragen über Fragen.

Erinnern wir uns: Eingangs wurde festgestellt, dass unser Gedächtnis genau genommen aus miteinander verknüpften Gedächtnisfunktionen besteht. Wenn Alterungsprozesse eine Rolle spielen, dann muss vor diesem Hintergrund natürlich geprüft werden, ob das (bei den einzelnen Gedächtnisfunktionen) zeitgleich und in gleichem Ausmaß passiert.

Dabei zeichnet sich nun Folgendes ab: Bei den bildungsabhängigen Funktionen scheint der Alterungsprozess keine Rolle zu spielen. Hier ist sogar eine Zunahme bis ins höchste Alter möglich. Mit diesem Wissen bekommt die gesellschaftliche Forderung nach lebenslangem Lernen gerade auch für Ruheständler eine durchaus realistische Option.

Warum soll man sich dann nicht konsequent bemühen, altes Wissen nicht nur zu erhalten, sondern sogar zu erweitern? Warum nicht Gedichte lernen, Bühnentexte oder neue Sprachen? Hier tut sich doch gerade für Seniorinnen und Senioren ein weites Betätigungsfeld auf und lädt dazu ein mitzumachen.

Anders sieht es bei den geschwindig-keitsabhängigen Funktionen aus. Hier ist nämlich allgemein bereits ab dem 30. Lebensjahr eine Abnahme zu verzeichnen. Es bedeutet, dass wir dann schon beginnen – fortschreitend mit zunehmendem Lebensalter - langsamer zu reagieren. Und dass uns alles langsamer von der Hand geht und wir deshalb mehr Zeit brauchen.

Auf die Gedächtnisfunktionen bezogen bedeutet das, dass ab dem 50. Lebensjahr unsere Gedächtnisleistungen merklich nach-lassen und sich zum 75. Lebensjahr um bis zu 25 Prozent vermindern. Damit geht einher, dass weniger Acetylcholin als Überträgersubstanz bereit steht. In erster Linie davon betroffen sind der sensorische Speicher, die dynamischen Kurzzeitspeicherfunktionen und der episodische Langzeitspeicher.

Mit folgenden Auswirkungen: in den Kurzzeitspeichern steht weniger Bear-beitungszeit zur Verfügung. Auch werden und die Suchprozesse zur Aufnahme, Bearbeitung und Wiedergabe von Informationen langsamer. Hinzu kommt noch, dass die Informa-tionsbearbeitung und das Dauergedächtnis zu schwächeln beginnen. Und auch der Abruf von Informationen fängt an zu stocken.

Will man eine Abhilfe für Vergesslichkeit finden, wäre hier ein geeigneter Ansatzpunkt. Gesucht sind dann wirksame Heilstoffe und gute Trainingsprogramme, welche die geschwindigkeitsabhängigen Gedächtnisfunktionen unterstützen und stabilisieren können. Ideale Lösungen sind aber leider bislang noch nicht in Sicht.

Bedauerlicherweise geht es nicht so wie bei der Computerfestplatte, wo man nicht mehr benötigte Daten einfach löscht, um Speicherplatz zu schaffen. Und die Vorstellung von Gehirnprozessoren, die mit zunehmendem Lebensalter wegen Überlastung langsamer werden, ist auch falsch.

Was lässt unser Erinnerungsvermögen schwächeln?

Wenn wir vergesslich werden und wenn wir Krankheiten als Ursache dafür ausschließen, gibt es oft dafür mehrere Gründe. So zum einen die Alterung der geschwindigkeitsabhängigen Gedächtnisfunktionen, des Weiteren kommen noch Flüssigkeitsmangel, vorübergehender Nahrungsmangel, Ablenkung, Stress, Schlafmangel und Erschöpfung als Ursachen infrage. Ebenso können Emotionen und sogar die Umgebung eine Rolle spielen.

Auch eine Reihe schädlicher Stoffe (Noxen) nimmt Einfluss auf unser Erinnerungsvermögen. Zu nennen sind hier in erster Linie Alkohol, Drogen und die Nebenwirkungen von Medikamenten. Hinzu kommt, dass Sauerstoffmangel und - da man das Gedächtnis bekanntlich ja trainieren kann - Trainingsdefizite Mitursachen für Vergesslichkeit sein können. Bestimmt haben auch schon die meisten von uns die Erfahrung gemacht, dass nach dem Genuss einer üppigen Mahlzeit, unsere Merkfähigkeit vorübergehend abnimmt.

Was hilft unserem Gedächtnis auf die Sprünge?

Wenn man seine Gedächtnisleistung steigern und der Vergesslichkeit Paroli bieten möchte, dann wird man seine Aufmerksamkeit zunächst auf die möglichen auslösenden Ursachen richten. Sollte die Analyse auf Handlungsbedarf ergeben, müssen umgehend mögliche, nötige Korrekturen eingeleitet werden.

Ansonsten gehören unsere Ernährungs- und Trinkgewohnheiten auf den Prüfstand. Sorgen Sie für ausreichende Flüssigkeitszufuhr (2 – 3 l/ Tag). Ernähren Sie sich mit gesunder Mischnahrung und tragen damit dazu bei, Ihr Gehirn leistungsfähig zu halten. Reduzieren Sie die tägliche Kalorienzufuhr um 30 Prozent – und Ihr Gehirn wird es Ihnen danken.

Da unser Gehirn mehr als ein Fünftel des täglichen Energiebedarfs für sich beansprucht, sollten wir die wesentlichen Lieferanten dafür etwas genauer betrachten. Die wichtigsten sind die Kohlenhydrate - und von diesen besonders die komplexen langkettigen, wie sie beispielsweise Vollkornbrot oder Haferflocken bereitstellen.

Dann kommen die Fette. Als besonders wertvoll erweisen sich mehrfachungesättigte Fettsäuren. Und hier kommt den Omega-3-Fettsäuren eine besondere Bedeutung zu. Achten Sie deshalb darauf, regelmäßig Nüsse, Trockenfrüchte, fettreiche Fische zuzuführen und Walnuss- oder Rapsöl zu nutzen.

Und schließlich sind da noch die Eiweiße. Sie enthalten Aminosäuren, und die können - direkt oder umgewandelt - als Neurotransmitter dafür sorgen, dass Informationen zügig weitergeleitet werden. Mit dem Verzehr von Nüssen, Hülsenfrüchten, Vollkorngetreide, von mageren Milchprodukten, magerem Fleisch, von Meeresfrüchten und von Fisch können Sie Ihren Eiweißbedarf gesund decken.

Zwischenmahlzeiten sind angesagt. Mit diesen sollten Sie über den Tag verteilt auf fünf Mahlzeiten kommen. Dabei dürfen Obst und Gemüse nicht fehlen. Sie liefern wichtige Vitamine, Minerale (wie das für unser Gehirn besonders wichtige Eisen, das für Sauerstoff sorgt und sowohl in Fleisch als auch in Gemüse bereitsteht) und einfache ungesättigte Fettsäuren (beispielsweise in Avocados), welche die Durchblutung des Gehirnes fördern.

Geistige Fitness im Visier

Zwar können wir mit geeignetem Training trachten, unser Gehirn bis ins hohe Alter fit halten. Erfolg werden wir aber nur dann haben, wenn wir dabei zudem für einen interessanten, abwechslungsreichen Alltag sorgen und insgesamt sicherzustellen, dass für uns alles rund läuft und wir zufrieden sind.

Unter diesen Voraussetzungen zu starten macht Sinn. Studien u.a. des Max-Plack-Institutes für Bildungsfragen in Berlin können das untermauern und geben Hoffnung. Diese bestätigten nämlich, dass man mit Gedächtnistraining sein Erinnerungsvermögen tatsächlich auf Trab bringen kann. Positiv wirkt es insbesondere auf unsere Konzentrationsfähigkeit und unser Arbeitsgedächtnis aus.

Mit Gedächtnistraining verbessert sich der Gehirnstoffwechsel und wird die Durchblutung gefördert. Und es lässt sich damit zudem auch noch die Lernfähigkeit steigern. Zusammen mit gesunder Ernährung, ausreichender Flüssigkeitszufuhr und viel Bewegung leistet es einen wichtigen Beitrag dazu, dass unser Gehirn auch im Alter gesund und leistungsfähig bleibt.

Wenn Sie Übungsanleitungen suchen, finden Sie im Internet und im Fachhandel ein reichliches Angebot. Und bedenken Sie, es geht auch spielerisch: knobeln Sie mit anderen, spielen Sie mit denen Schach, Scrabble oder

Ähnliches. Dann kommt auch die Unterhaltung nicht zu kurz. Verbannen Sie Einkaufszettel und rechnen Sie während des Einkaufs im Kopf mit, welcher Betrag an der Kasse fällig wird.

Sonstiges, Tipps und Tricks

Weitere Unterstützung wird mit der Einnahme von Vitaminpräparaten, Nahrungsmittelergänzungsstoffen und Medikamenten mit positivem Einfluss auf das Erinnerungsvermögen und die geistige Vitalität erwartet. Diese können durchaushilfreich sein. Sie kosten aber in der Regel viel Geld, und es bleibt ungewiss, ob der zu erwartende Nutzen das wirklich wert ist.

Es gibt viele unterschiedliche Techniken, Tipps und Tricks, um sich etwas besser merken zu können und es auch später sicher abrufen zu können. Oft fußen diese darauf, Merkinhalte mit Bildern, Emotionen, Gerüchen und Temperaturempfinden zu verknüpfen. Die Wirkung ist verblüffend. Doch ohne Wiederholung klingt die Erinnerung schnell ab. Nun kommt die Wiederholung ins Spiel: Will man etwas dauerhaft speichern, dann sollte man den Lerninhalt am selben Tag, dann nach 2, 4, 14 und 30 Tagen repetieren. Genauere Informationen dazu bieten Fachhandel und Internet.

Zum Schluss bleibt festzuhalten: Voraussetzung für geistige Vitalität auch im Alter ist neben gesunder Ernährung, Bewegung und sozialer Einbindung ebenso ein verlässliches Gedächtnis. Das zu erhalten, ist deshalb ein wichtiges Ziel. Denn es ist eine Voraussetzung dafür, sein Leben selbstbestimmt führen zu können. Daran zu arbeiten lohnt sich allemal, weil es wesentlich zu unserer Lebensqualität beiträgt.

so werden mit fünf einfachen Rechnen-Tipps Ihre grauen Zellen fit

Mal ehrlich, kennen Sie das nicht auch: man greift automatisch zum Taschenrechner, um einfache Rechenoperationen durchzuführen? Früher hätte man mit Kopfrechnen die Lösung gefunden.

perfekt - Kopfrechnen hält das Gehirn fit

Liegt es am Alter oder ist es unserer Bequemlichkeit und unseren Gewohnheitsmustern zuzuschreiben? Egal - wir wissen, dass Kopfrechnen in jedem Alter das Gehirn fit hält. Und genau darum sollten wir den Taschenrechner öfter zur Seite legen.

bewahren Sie einfach die Übersicht

So etwa beim Einkaufen, wenn man z.B. die Kaufsumme für die Waren im Warenkorb überschlägt, die an der Kasse fällig wird. Grobe Abweichungen vom Kassenbon sind dann leicht vor Ort zu klären.

Und man kann Geld sparen. Sie kommen schneller auf die Schliche der Händler, die mit günstigen Preisen werben. Spätestens wenn man diese auf gängige Stück-, Gewicht- und Volumenzahlen umrechnet, merkt man die Augenwischerei.

genial - es geht auch ohne Taschenrechner

Damit Sie schneller auf den Taschenrechner verzichten können, möchte ich Ihnen einige Tipps geben, mit denen Sie schnell zu einem Ergebnis kommen. Probieren Sie es doch einfach einmal aus, vielleicht sogar zusammen mit Ihren Lieben.

Beginnen wir mit der *Überschlagsrechnung*. Sie dient dazu, ein Ergebnis – also z.B. die Kaufsumme, die an der Kasse fällig wird, - zu schätzen und kann fast immer im Kopf durchgeführt werden. Grundlage ist das Runden von Zahlen.

einfach - eine runde Sache

Zunächst muss man sich entscheiden, *wie* gerundet wird. Beim Einkauf im Supermarkt sind das i.d.R. die Cents, die man auf Euro auf- oder abrundet. Bis 49 Cent wird ab- und ab 50 bis 99 Cent wird aufgerundet. Die so auf ganze

Zahlen bereinigten Preise kann man dann leicht im Kopf addieren.

Natürlich kann man neben auf ganze Zahlen auch auf andere Stellen runden, z.B. auf die Zehner- oder Hunderterstelle. Grundsätzlich ist die Regel: von 0 – 4 wird abgerundet, von 5 – 9 wird aufgerundet. Das gilt auch für Dezimalzahlen, die auf ganze Zahlen gerundet werden sollen. Es geht hier um die Zahl nach dem Komma.

toll - Prozentrechnen leicht gemacht

Viele *Prozentrechnung*en sind im Kopf möglich. Wenn Sie z.B. 32 Prozent von 350 Euro berechnen wollen, rechnen Sie 350 * 0,32 und kommen zur Lösung 112 (350 * 0,3 = 105 und 350 * 0,02 = 7; macht: 105 + 7 = 112). Zugrunde liegt die Formel: der Prozentwert W= dem Grundwert G * der Prozentzahl p : 100); in Zahlen W = 350 * 0,32 = 112.

Zum Rekapitulieren: p% ist der *Prozentsatz*, die Zahl p nennt man *Prozentzahl*. Der Wert des Prozentsatzes heißt *Prozentwert oder Anteilswert[W]* und die Bezugsgröße wird

Grundwert [G] genannt. Dieser entspricht immer einem Prozentsatz von 100 %.

Ein anderes Beispiel: Wieviel Prozent sind ein Gewinn von 2000 Euro erzielt von einem Verkaufswert von 12000 Euro? Die Lösung errechnet sich nach der Formel: die Prozentzahl p% = 100 * Prozentwert/Gewinn W : Grundwert G. [Prozentwert = Gewinn; Grundwert = Verkaufswert –Gewinn]; in Zahlen: p = 100 * 2000 : 10000 = 100 * 0,2= 20. <u>P% = 20%</u>.

Zinsen schnell im Kopf berechnen

Auch die *Zinsrechnung* ist vielfach im Kopf möglich. Wir rekapitulieren: Es gilt die folgende Formel:

Zins = Kapital (K) * Zeitraum (I) * Prozentsatz (p): 100. Dabei stehen im Nenner: 100 * 1 für Jahr, 100 * 12 für Monate und 100 * 365 für Tage. Zum Beispiel: 15000 Euro für sieben Monate zu drei Prozent: 15000 Euro * sieben Monate * drei Prozent geteilt durch 100 * 12 Monate = 262,5 Euro.

jetzt mit Rechnen andere beeindrucken

Kopfrechnen hält nicht nur das Gehirn fit, es kann auch richtig Spaß machen. Wir können andere Menschen beeindrucken und zum Nacheifern einladen. Im Folgenden möchte ich Ihnen einen Trick zeigen, mit dem Sie viele verblüffen können.

Wenn Sie zwei Zahlen, von denen die eine eine gerade Zahl ist, *multiplizieren* wollen, geht es ganz leicht. Sie müssen lediglich die gerade Zahl halbieren und die andere Zahl mal zwei nehmen. Ich will Ihnen ein Beispiel zeigen.

Das Produkt 64 * 115 = ? lässt sich so lösen. Dieses Produkt entspricht den folgenden: 32 * 230 = 16 * 460 = 8 * 920 = 4 * 1840 = 2 * 3680 = 7360. Diese Aufgabe lässt sich im Kopf lösen.

unglaublich - mit Rechnen andere verblüffen

Vielleicht wollen Sie andere *mit Zahlen unterhalten*. Bestimmt gelingt es damit: Fordern Sie jemanden auf, sich eine dreistellige Zahl auszudenken, bei der sich die erste und die letzte Ziffer um mindestens 2 unterscheiden. Beispiel: 662.

Nun kehre man diese um und ziehe die kleinere dieser Zahlen von der größeren ab. 662 – 266 = 396. Anschließend tauscht man die erste Ziffer der neuen Zahl mit der letzten. Dann addiert man beide Zahlen. Heraus kommt immer 1089. (396 + 693 = <u>1089</u>).

Ich hoffe, die Lektüre hat Ihnen Spaß gemacht. Mit deren Umsetzung profitieren Sie mehrfach. Sie halten Ihren Verstand fit, Sie haben den Nutzen, überschlagsweise Rechnungen kontrollieren zu können und damit vielleicht sogar Geld zu sparen und Sie können damit sich und andere unterhalten.

wo erfahren Sie mehr?

Wenn Sie mehr dazu erfahren wollen, empfehle ich Ihnen das folgende E-Book: „Schneller kopfrechnen als der Taschenrechner"

Klischees und Vorurteile (?)

Nach wie vor sind immer noch viele Vorurteile und Klischees über alte Menschen weit verbreitet. So diese: Senioren seien am Fortschritt der Technik wenig interessiert, Neuem gegenüber skeptisch und nicht modern. Zudem seien gar nicht so wenige egoistisch und geizig, seien Sportmuffel, griesgrämige Nörgler, krank und vergesslich. Sie seien Eigenbrötler, schlechte Verkehrsteilnehmer und leisten wenig für die Gesellschaft.

Pauschal kann man dem kaum zustimmen. Aber im Einzelnen betrachtet, muss man eingestehen, dass diese Einschätzung für einen Teil der älter werdenden Menschen durchaus zutrifft. Die Ursachen dafür sind vielfältig. Die Folgen daraus führen jedoch meistens - für den Einzelnen zunächst kaum wahrnehmbar - schleichend zu einer Verhaltensänderung.

Will man dem Einhalt gebieten, dann muss man hier rechtzeitig ansetzen. Und dann ist die Chance auf Erfolg gar nicht einmal gering. Man darf allerdings nicht davon ausgehen, dass die Älterwerdenden das allein schultern können.

143

Vielmehr bedarf es eines konzertierten Zusammenwirkens der einzelnen Gesellschaftsgruppen und viel guten Willen – auf allen Seiten.

Alter grenzt aus – so bei der Arbeit

Im Einzelnen: Alter grenzt in verschiedenen Bereichen aus. So etwa bei der *Arbeit*. Dort ist es immer noch verbreitet, ältere Arbeitnehmer durch jüngere zu ersetzen. Denn damit kann man – aus Sicht des Arbeitgebers - Kosten sparen, größeren Einsatz abverlangen, mehr Flexibilität einfordern, Anpassungen am Arbeitsplatz vermeiden und Verträge befristen.

Der Preis dafür ist allerdings oft hoch. Know-how und Routinen aus jahrelanger Berufserfahrung gehen verloren, Teams müssen sich neu zusammenfinden, und im Arbeitsprozess kann es zu empfindlichen Störungen kommen. - Freigestellte ältere Arbeitnehmer finden oft nur sehr schwer - oder auch gar nicht mehr - einen neuen Arbeitsplatz und belasten die Sozialversicherungen.

Mit Folgen auf den Gemütszustand der Betroffenen. Und wer kann es Ihnen denn auch ernsthaft verdenken, wenn sie unzufrieden, ungehalten und mürrisch werden? Diese Menschen fühlen sich doch gesellschaftlich abgehängt und minderwertig, haben weniger Geld zur Verfügung und erfahren Kränkung und eine erhebliche Einbuße Ihres Selbstwertgefühls.

Wenn man nicht mehr aktuell ist

Ein weiterer Punkt ist dieser: Alter kann ausgrenzen, wenn man *nicht mehr aktuell*, nicht mehr „in" ist. Ehe man sich versieht, ist man dann gesellschaftlich „out". Ein Schicksal nicht weniger Senioren. Doch wie genau passiert es? Wie kann man diese Entwicklung stoppen? Wie eventuell vorbeugen?

Ein Aspekt dazu: Viele älter werdende Menschen verlieren Ihre Neugier, Neues zu erfahren und zu erleben. Der Aufbruch zu „Neuen Ufern" wird ihnen fremd. Sie wurden bräsig; Ihnen genügt das Vertraute, ihnen Geläufige vollkommen, und sie verkennen dabei, dass damit ein Abschottungsprozess beginnt.

Alter grenzt im Geschäftsleben aus

Auch im *Geschäftsleben* ist auszumachen, dass Alter ausgrenzt. So wird es mit zunehmendem Alter schwierig bis unmöglich, - je nach Sparte - neue Versicherungen abzuschließen; denn generell haben Versicherer in erster Linie das Geschäftsinteresse, nur solche Risiken zu versichern, die für die Versicherung möglichst wenig risikoreich sind. Man zahlt ja schließlich nicht gerne darauf.

Ähnlich sehen es die Banken. So werden Kreditanfragen von älteren Menschen oft negativ beschieden. Das Ausfalls- und Tilgungsrisiko ist ihnen nämlich zu hoch. - Wie überhaupt Senioren anscheinend nicht gerne gesehene Kundschaft sind. Beleg dafür sind die inzwischen nahezu perfekte Automatisierung in den Filialen und die Zumutung, ein Gespräch mit dem Bankangestellten dort am Stehpult führen zu müssen.

Beim Wohnungswechsel

Auch wird für ältere Senioren ein Wohnungs-wechsel schwierig, denn viele Vermieter weigern sich, mit ihnen einen neuen Mietsvertrag zu unterzeichnen. Nicht selten müssen deshalb ältere Menschen tiefer in die Tasche greifen und Ihre neue Bleibe in einem betreuten Ensemble für seniorengerechtes Wohnen nehmen.

Im Straßenverkehr

Der nächste Bereich, wo Alter ausgrenzt, ist der *Straßenverkehr*. Mit zunehmender Anzahl an Lebensjahren geraten dort Senioren unter Generalverdacht, nicht mehr verkehrssicher mithalten zu können. Als Begründung dafür werden Hör- und Sehschwächen, Dickköpfigkeit, Konzentrationsmangel, Reaktionsbeeinträchtigung und körperliche Gebrechen ins Feld geführt.

Doch Vorsicht mit pauschalen Behauptungen! Viele Ältere fahren umsichtiger, weil sie erfahrener sind und verursachen so weniger schwere Unfälle. Ein Blick in die Unfallstatistik liefert den Beweis, wie falsch diese Unterstellungen sind. Auch glaube ich, dass die meisten wissen, wann es an der Zeit ist, den Zündschlüssel am Haken zu belassen und auf die öffentlichen Verkehrsmittel umzusteigen.

Durch körperliche Beschwerden

Ausgrenzend wirken zudem altersbezogene *körperliche Beschwerden*, die es schwer machen, gesellschaftlich teilzuhaben. Selbst Optimisten und Frohnaturen verbittert das – sie ziehen sich zurück. Kann man es diesen Menschen im Ernst verdenken, wenn sie griesgrämig und nörglerisch werden? Kann man es ihnen übelnehmen, wenn sie sich schließlich zum Eigenbrötler entwickeln?! Ich glaube, hier ist dringend Verständnis gefragt!

Mangel an Teilhabe – Isolierung – Vereinsamung

Ausgrenzungen hinterlassen bei vielen Senioren Folgen. So führen sie in verschiedenen Lebensbereichen zu einer schleichenden Isolierung und werden damit zur wichtigen Mitursache für die Vereinsamung alter Menschen. Und nicht nur das – es gibt weitere Konsequenzen.

So diese: Einsamkeit schränkt die Kommunikation Betagter erheblich ein, das wiederum fördert bei ihnen Langeweile und liefert wichtige Bausteine zu deren Unzufriedenheit. Letztlich wird so der Weg zum

Ausscheren aus der Community gebahnt, - und schlussendlich bleibt dabei deren Lebensqualität auf der Strecke.

Der Ausweg: Sein Schicksal selbst in die Hand nehmen

Auch wenn sich vielleicht manche Senioren in der Opferrolle sehen, reicht es nicht, den Kopf in den Sand zu stecken und schließlich depressiv zu werden. Untätigkeit und Jammern sind kontraproduktiv! Sie müssen vielmehr bereit sein, ihr Schicksal selbst in die Hand zu nehmen und sich daran machen, ihre Zukunft selbst zu gestalten. Voraussetzung dafür sind ein waches Interesse, eine realistische Zielsetzung und dann deren konsequente Umsetzung – Schritt für Schritt.

Wo handeln – wo sich engagieren?

Will man im Leben aktuell bleiben, dann darf man sich der *Technik* und dem *technischen Fortschritt* nicht verschließen. Auch dann nicht, wenn einem die Handhabung neuer Geräte schwerer fällt als den eigenen Kindern und Enkeln. Und wenn es auch manchmal bei deren intuitiven Bedienung Probleme gibt und man wieder einmal eine ausführliche

Bedienungsanleitung vermisst, darf man sich keineswegs entmutigen lassen. Vergessen Sie nie, dass Ruheständler locker genügend Zeit dafür bereitstellen können.

Infotainment Internet

Das gleiche gilt für die *Nutzung des Internets*. Zu glauben, weil man alt sei, habe es für einen keine Relevanz, ist schlicht falsch! Schneller und umfassender als via Internet kann man sich wohl kaum anderswo informieren. Und noch dazu: ganz ohne – für einige sicherlich – lästige, beschwerliche Wege.

Vergessen Sie nicht die vielfältigen interessanten Unterhaltungs- und Kommunikationsangebote im Netz. Nutzen Sie Offerten, die Sie dabei unterstützen können, geistig fit zu bleiben. Nehmen Sie die vielen Möglichkeiten, die Ihnen die sozialen Netzwerke näherbringen, an. Erwecken Sie alte Freundschaften und tauschen sich mit Menschen aus, zu denen Sie schon lange keinen Kontakt mehr hatten. Das bereichert Sie - garantiert!

Kulturell am Ball bleiben

Bleiben Sie auch *kulturell* am Ball. Nahezu überall im Land haben Sie Gelegenheit, Konzerte, Theater, Vorträge und Ausstellungen zu besuchen. Sie müssen sich nur schlau machen, was wann und wo geboten wird und sich bei Interesse dann auch wirklich aufmachen und den Eintritt organisieren.

Und vergessen Sie auch nicht die vielen Möglichkeiten, die Ihnen die öffentlichen Medien, Kirchengemeinden, Kinos, Videotheken und Bibliotheken bereitstellen. Ich kann Ihnen versichern, jeder kann aus dem breiten Angebot dort leicht sein individuelles, interessantes und für Ihn persönlich zugeschnittenes Kulturpaket packen.

Mit der Mode gehen

Wenn in jüngeren Jahren *Mode* für Sie ein Thema war, warum dann nicht auch im fortgeschrittenen Alter? Wer sagt denn, dass es nur jungen Leuten vorbehalten ist, mit der Mode zu gehen, und wer behauptet, dass für Ältere nur Sack und Asche bereitstehen? Es müssen ja nicht Minirock und Löcher-Jeans sein! Nehmen

Sie sich ein Beispiel an Queen Elisabeth II, die - 91-jährig - zur Modeschau ging.

Die Szene

Die sogenannte *Szene* wird von den Jüngeren geprägt. Für viele Ältere bleibt daran nur eine wehmütige Erinnerung an ihre Jugend übrig. Aber geht es nicht auch anders? Warum sollten Senioren nicht „ihre" Szene suchen? Und wenn sie nicht fündig werden, wo steht denn geschrieben, es sei nicht möglich, eine solche auf die Beine zu stellen?

Das Tagesgeschehen – ein Gesprächsstoff

Das *allgemeine Tagesgeschehen* dient - und diente immer schon - als beliebter Gesprächs-stoff. Man tauscht sich darüber aus, ereifert sich, hört zu, entgegnet – kurzum: Man kommuniziert miteinander. Was liegt da – auch für ältere Menschen, die das Gespräch suchen, - näher als das Tagesgeschehen dafür konsequent zu thematisieren, um miteinander ins Gespräch zu kommen? Ein wichtiger Schritt - und zudem eine wirksame Prophylaxe vor Isolation und Einsamkeit!

Politisches Engagement

Wer *politisch* interessiert ist und wem am Stammtisch vorgetragene Patentrezepturen nicht genügen, könnte einer Partei beitreten und dort mitarbeiten. Die meisten politischen Parteien bieten gerade für Senioren interessante Foren und heißen neue Mitglieder gerne herzlich willkommen.

Nun ist es an Ihnen

Vor Ihnen liegt nun eine Reihe von Vorschlägen, wo Sie aktiv werden und damit aktuell bleiben können. Sie sind beispielhaft gedacht und keineswegs umfassend und sollen in erster Linie Ihre Aufmerksamkeit wecken und Ihre Phantasie anregen, selbst ebenso nach geeigneten Offerten Ausschau zu halten. Behalten Sie dabei immer im Auge, hierin eine Möglichkeit zu erkennen, mit anderen Menschen zu kommunizieren.

Wer kann noch unterstützen?

Wer kann Sie dabei unterstützen? Nun, zunächst einmal Ihr *soziales Umfeld* – also Partner, Familie, Freunde und Bekannte. Diese kennen Sie am besten und überschauen Ihre Interessen. Aber Sie müssen denen Ihre

Wünsche schon mitteilen – von alleine werden die nämlich kaum darauf kommen.

Des Weiteren kommen als potentielle Helfer *Vereine, Chöre, Kirchen, politische Parteien, Offerten von Gemeinden, Internetchats, soziale Medien, Volkshochschulen* und *Universitäten* infrage. Scheuen Sie sich nicht, diese gegebenenfalls zu kontaktieren. Vergessen Sie nicht: Es geht schließlich um Sie. Ihr Wunsch ist es doch, bis ins hohe Alter aktuell zu bleiben, um so gesellschaftlich dabei sein zu können.

Bleiben Sie körperlich aktiv – ich zeige Ihnen wie

Körperliche Aktivität hält Körper und Geist gesund

Winston Churchill soll einem Reporter auf die Frage, warum er trotz des Konsums von Zigarren, Whisky und Champagner so alt geworden sei, die inzwischen legendäre Antwort: „No sports" gegeben haben. Er wurde älter als 90 Jahre. Und Helmut Schmidt wurde ohne Sport, aber dafür mit vielen Zigaretten, Schnupftabak und süßem Kaffee gut 96 Jahre alt - und war geistig fit bis zuletzt. Warum dann also Sport machen?

Zahlreiche Studien belegen den Nutzen von Sport

Beide Politiker waren wohl die berühmte Ausnahme von der Regel. - Viele Studien können weltweit den Nutzen von Sport für Gesundheit und Wohlergehen bestätigen. Und das in mehrfacher Hinsicht. So wissen wir, dass körperliche Aktivität – insbesondere Aus- dauersport – gesundheitliche Gefährdungen zu mindern vermag.

Ein wenig genauer: Das Risiko für Herzkreislauf-Erkrankungen sinkt zum Beispiel deutlich. Auch zeigte es sich, dass Tumore seltener auftreten, das metabolische Syndrom (mit erhöhten Blutfettwerten, Übergewicht und Bluthochdruck) sich deutlich bessere, der Verlauf von Depressionen günstiger werde und dass sogar die Sterblichkeit im Vergleich zu sportlich Inaktiven abnehme.

Anti-Aging – Bewegung hält jung

Zudem hält Sie Bewegung jung. Ja, es ist wirklich möglich: Mit Radfahren, Schwimmen und Joggen können Sie dem Altern ein Schnippchen schlagen. Zehn Jahre sind durchschnittlich drin. Das zeigten Studien, die die Motorik von sportlich aktiven Menschen mit der von trägen Sportmuffeln verglich. Motorisch gesehen waren sportlich Aktive zehn Jahre jünger!

Wie ist das möglich? Anti-Aging-Forscher vermuten, dass dafür das Enzym (des Zellkerns) Telomerase verantwortlich ist. Es vermag in bestimmten Zellen, die Endstücke der Chromosomen, die Telomere, wiederher-zustellen. Telomerase kann so verhindern, dass mit jeder Zellteilung die Chromosomen kürzer werden und kann damit die Zelle vor dem Untergang bewahren. Die Wissenschaftler nehmen an, dass eine niedrige Telomerase-Aktivität mit Zellalterung einhergeht und dass man mit deren Zunahme hingegen den Alterungsprozess günstig beeinflussen kann. Und da Bewegung die Telomerase zu aktivieren vermag, könnte körperliche Aktivität so schließlich der Zellalterung entgegenwirken.

Sport macht glücklich und ist gesund

Und überhaupt: Wer Sport macht, tut damit etwas Gutes für sein subjektives Wohlbefinden – er steigert sogar seine Lebensqualität. Zudem ist Bewegung gesund und vermag außerdem, die Genesung nach schweren Erkrankungen zu unterstützen. Auch wird vermutet, dass regelmäßige körperliche Aktivität den Auftritt von Demenzen verzögert.

Risiko: Verletzung

Ein Wermutstropfen, der die vorwiegend sonnige Aussicht trübt, sei aber nicht verschwiegen: Man kann sich beim Sport verletzen. Das Risiko dazu steigt, wenn mit zunehmenden Lebensalter Sehnen, und Bänder weniger elastisch werden, Muskeln schrumpfen,

Knochen poröser werden, die Koordinationsfähigkeit abnimmt, die Reaktionen langsamer und wenn die Gelenke steif werden.

Doch gemach. - Zum einen ist die Verletzungsgefahr bei den diversen Sportdisziplinen unterschiedlich, und zum anderen gibt es wirksame Schutzmittel wie etwa Sturzhelm, Handschuhe und Schutzbrille. Hinzu kommt noch, dass mittels geeigneten Trainings das Verletzungsrisiko deutlich gesenkt werden kann.

Was eignet sich für Seniorensport?

Welche Sportarten kommen für ältere Semester infrage? Das Angebot ist vielfältig – wer die Wahl hat, hat die Qual. Grundsätzlich geht es in der Regel beim Seniorensport nicht um die Leistung, sondern darum, seinen Körper fit zu halten. Und der Spaßfaktor darf dabei auch nicht zu kurz kommen. Denn sonst sucht der innere Schweinehund ständig hunderte Gründe, um zu schwänzen.

Gelenkschonende Sportarten, die auf Ausdauer, Koordination und Kraftstärkung ausgelegt sind, sind für Senioren sicher geeigneter als solche, die mit phasenweise kurzer, starker Belastung und abrupten Stopp-Bewegungen einhergehen. Gute Trainings-erfolge kann man bereits mit regelmäßiger leichter bis mittlerer Belastung erzielen.

Bei einigen Sportarten fährt man am besten, wenn man einen qualifizierten Trainer zur Seite hat. Der kann Sie vor Überforderung infolge einer Selbstüberschätzung bewahren, kann Sie zu optimalen Bewegungsabläufen anleiten und so dazu beitragen, dass Sie keinen Schaden nehmen.

Doch nicht nur der Aspekt Ausdauer ist von Bedeutung. Vielmehr sollte das Augenmerk auch darauf gerichtet sein, für die Situationen des Alltags fit zu bleiben. Das sichert schließlich Ihre Selbständigkeit und Versorgung. Kraft und Beweglichkeit sind dazu vonnöten, und genau die auch gilt es mit geeignetem funktionellen Training zu stärken.

Geeignete Sportdisziplinen

Nun möchte ich Ihnen konkret einige für Senioren gut geeignete Sportarten auflisten. Es sind: Gymnastik, Schwimmen, Aquasport, Wandern, Walken, Tanzen und Skilanglauf. Auch eignen sich Rad zu fahren, zu joggen und zu kegeln. Und schließlich dürfen bei der Auflistung Golf, Nordic Walking, Yoga, Pilates und Tai Chi nicht fehlen. Es wäre doch gelacht, wenn Sie bei solch einer Angebotspalette nichts Passendes fänden!

Etwas konkreter

Betrachten wir einige davon etwas genauer. Schwimmen macht Bewegungen im Wasser möglich, bei denen die Gelenke wenig belastet und so geschont werden. Dabei werden die Durchblutung gefördert und das Herz und der Kreislauf gestärkt. Das Unfallrisiko ist gering – und es macht schlicht Spaß.

Auch der Aquasport ist hier anzufügen. Da im Wasser die Gelenke um rund 90 Prozent vom Körpergewicht auf dem Trockenen entlastet werden, sind schonende Bewegungen auch für vorbelastete Gelenke leichter möglich. Das machen sich Wassergymnastik und Aquajogging zu Nutze. Weitere Unterstützung liefern Hilfsmittel wie Schwimmbrett oder Schwimmnudel.

Nordic Walking erfreut sich - auch bei Senioren - immer größerer Beliebtheit. Man ist im Freien unterwegs, und die Gelenkbelastung hält sich dabei in Grenzen. Die Muskulatur wird damit gestärkt, die Durchblutung gefördert und das Herz gekräftigt. Und wenn man dann noch zusammen mit einer Gruppe die Stöcke setzt, dann kann es auch noch riesigen Spaß machen.

Wer wandern will, sollte intakte Gelenke und Ausdauer mitbringen. Und dann kann es losgehen. Sie können damit Ihrem Herz-Kreislauf-System etwas richtig Gutes tun. Am besten aber, Sie brechen gleich zu mehreren auf. Dann macht es deutlich mehr Spaß. Das wissen vor allem die Senioren zu schätzen, die zusammen mit Gleichgesinnten zu einer Wanderreise antreten.

Andere mögen sich vielleicht lieber auf das Rad schwingen - aber bitte mit Helm! Sie sorgen damit für reichlich ausdauernde Bewegung und kommen gut vorwärts, ohne ihre Gelenke zu überstrapazieren. Wenn noch Sattel und Lenker optimal eingestellt sind, profitieren Sie mehrfach davon: Ihr Körper vermag mehr Sauerstoff aufzunehmen, das Herz und der Kreislauf werden gestärkt, die Beinmuskulatur nimmt zu, der Fettstoffwechsel wird angeregt und Rückenbelastungen bleiben aus.

Wenn es etwas mehr sein soll, dann ist sicher Jogging für Sie richtig. Dazu müssen Sie aber viel Puste mitbringen und gesunde Gelenke haben, sonst erfährt die Freude schnell eine Trübung. Mit Joggen tun Sie Ihrer Lunge, Ihrem Her-Kreislauf-System und diversen Muskeln etwas Gutes.

Und warum nicht regelmäßig zum Tanz aufspielen lassen? Sie bewegen sich dort im Takt zur Musik und fördern dabei gleichzeitig Ihre Muskulatur, Haltung, die Durchblutung, Herz und Kreislauf, Koordination und Motorik. Und Sie sind nicht alleine. Tanzen ist gesellig, fördert nachhaltig die Kommunikation und trägt damit auch zur geistigen Fitness bei.

Betrachten wir abschließend auch noch Gymnastik ein wenig genauer, speziell die Seniorengymnastik. Diese hat zum Ziel, die körperliche und geistige Mobilität zu erhalten und zu verbessern. Mit geeigneten Lockerungs-, Dehn- und Kräftigungsübungen wird unter Anleitung der Bewegungsapparat trainiert. Auch sind Übungen zur Förderung der Koordination, der Reaktion, des sicheren Gehens und des Gleichgewichtes sind fester Bestandteil im

Programm sowie solche mit Einfluss auf das Gehirn.

Bedenken Sie bitte: Wenn Sie nicht regelmäßig dabei sein können, dann wird ein optimaler Erfolg eher ausbleiben, – und das wäre doch wirklich schade! Und: Seniorengymnastik ist zeitaufwendig. Deshalb sollten Sie reichlich Zeit einplanen. Womit wir nun allgemein beim Thema Zeitaufwand angekommen sind.

Wieviel Zeit muss ich einplanen?

Sie haben nun einiges zur körperlichen Aktivität erfahren. Bleibt noch die Frage nach einem sinnvollen Zeitaufwand. Konkret: Wie lange soll man pro Woche aktiv sein? Die Weltgesundheitsorganisation (WHO) empfiehlt dazu 150 Minuten – nur 2 ½ Stunden. Das sollte doch drin sein! Sie bleiben damit nicht nur körperlich und geistig fit, sondern können auch gleichzeitig gesundheitliche Risiken drastisch reduzieren.

Was ist sonst noch zu bedenken?

Vielleicht hat Sie das überzeugt. - Wenn Sie sich zum Sport aufraffen, gibt es jedoch zuvor noch einiges zu bedenken. Nämlich: Sie werden nur profitieren, wenn Sie regelmäßig dabei sind. Und Sie müssen eine Sportart wählen, die auch zu Ihnen passt. Dabei dürfen Sie sich nicht überfordern, sonst sinkt Ihr Interesse daran und Sie gehen vielleicht sogar körperliche Risiken ein.

Suchen Sie zuvor Ihren Arzt auf und teilen ihm Ihren Sportwunsch mit. Es wird Sie dann untersuchen, um festzustellen, ob Sie dafür überhaupt die nötige Konstitution haben. Mit seinem O.K. können Sie dann anschließend starten. Aber bedenken Sie bitte, für manche Sportdisziplin ist die Anleitung und Überwachung durch einen qualifizierten Trainer unabdingbar - alles andere wäre leichtsinnig.

Und verinnerlichen Sie sich auch, dass Bewegung zusammen mit anderen viel mehr Spaß macht und Sie motiviert, bei der Stange zu bleiben. So profitieren Sie gleich mehrfach: Sie werden fit, fördern Ihre Kommunikation, bleiben geistig rege, bauen Ihr soziales Netz aus und finden vielleicht sogar neue Freunde. - Was will man mehr?

Schlusswort

In zehn Kapiteln haben Sie nun erfahren, wie Sie konkret Ihren Ruhestand planen und organisieren können. Sie haben sich über biologische, finanzielle, psychologische, neurologische, soziale und physiologische Aspekte beim Älterwerden informiert und haben mit diesem Wissen einerseits eine solide Grundlage erworben und andererseits damit eine wertvolle Starthilfe in den Ruhestand bekommen.

Dazu gratuliere ich Ihnen. Ich danke Ihnen, dass Sie sich die Zeit zur Lektüre genommen haben und hoffe, Ihnen mit meinen Beiträgen interessante Informationen gegeben zu haben. Es würde mich freuen, wenn ich Sie davon überzeugen konnte, wie wichtig eine aktive Planung ist und wie diese die erlebte Qualität des Ruhestandes beeinflussen kann – noch mehr, wenn Sie sich bereits auf den Weg gemacht haben.

In meinem folgenden Buch geht es um ähnliche Themen. Allerdings verschiebt sich der Focus dabei. Hier geht es darum, sicherzustellen, dass die körperliche und geistige Fitness weitgehend erhalten bleibt und dass die Einbindung in ein soziales Netzwerk nicht abreißt. Und sollten tatsächlich bereits Defizite in Erscheinung treten, werden dafür Lösungsoptionen in Aussicht gestellt.

Natürlich kommen darin auch medizinische Themen nicht zu kurz, so beispielsweise die sogenannten Alterskrankheiten. Und wie man mit diesen umgehen kann, damit das Problem klein gehalten wird! Aber es werden auch sinnvolle prophylaktische Maßnahmen vorgestellt und kommentiert.

Und schließlich erfahren Sie dort auch, wie Sie sich optimal ernähren können und was in Bezug auf Körperpflege zu beachten ist. - Und vieles mehr! Ich freue mich schon darauf, wenn Sie wieder dabei sind. Die Themen sind wirklich spannend. Bis bald!

Printed in Poland
by Amazon Fulfillment
Poland Sp. z o.o., Wrocław